Histoire et Perspectives méditerranéennes
Collection dirigée par Jean-Paul Chagnollaud

Dans le cadre de cette collection, créée en 1985, les Éditions L'Harmattan se proposent de publier un ensemble de travaux concernant le monde méditerranéen des origines à nos jours.

Dernières parutions

Nafie ABDERRAHIM, *Le patrimoine communal et le développement économique et social au Maroc*, 2024.
Sultan CETINKAYA TAHTACI, *Les récits des ghaza chez les Ottomans du XVe siècle*, 2024.
Frédéric MEDARD, *Fabriquer du consentement en guerre d'Algérie La politique sociale en faveur du contingent, 1954-1962, Tome 1, Assurances sociales, emplois, soldes et permissions*, 2024.
Frédéric MEDARD, *Fabriquer du consentement en guerre d'Algérie La politique sociale en faveur du contingent, 1954-1962, Tome 2, Exemptions, sursis, réformes et mesures diverses*, 2024.
Nacer KHELOUZ, *L'Algérie et la France ou la fracture identitaire, Du drame colonial à la « reconquête » territoriale*, 2024.
Salim CHENA, Abdennour BENANTAR et Louisa DRIS-AÏT HAMADOUCHE (dir.), *Le hirak algérien. Retour sur un mouvement contestataire inédit*, 2024.
Mohamed BENZEMRANE, *L'Islam des troubadours. Les origines arabo-musulmanes de l'amour courtois, XIe-XIIe siècles*, 2023.
Sofiane BOUHDIBA, *Le sida en Tunisie. Un mal méconnu*, 2023.
Rachid ALILLOUCH, *Les projets urbains au Maroc, Entre injonctions à la durabilité, circulation de modèles et greenwashing, Projets d'aménagement de la Vallée du Bouregreg à Rabat-Salé et de l'éco-cité de Zenata au Grand Casablanca*, 2023.
Moulay Abdallah ODGHIRI, *Les mutations sociospatiales dans le Maroc présaharien. Entre identité tribale et mondialisation*, 2023.
Borhane BELDJEZZAR, *Les parlers jeunes en Algérie. Stratégies d'enseignement et d'apprentissage à l'université*, 2023.

La mortalité infantile en Tunisie

Histoire, culture, pratiques

5-7, rue de l'École-Polytechnique, 75005 Paris

http://www.editions-harmattan.fr

ISBN : 978-2-336-48982-7
EAN : 9782336489827

Sofiane Bouhdiba

La mortalité infantile en Tunisie

Histoire, culture, pratiques

L'Harmattan

Du même auteur :

- *La mortalité urbaine en Tunisie,* Centre de Publication Universitaire, Tunis, 2012 ;
- *Médecin du bled. Sur les pas du médecin de colonie dans le Protectorat tunisien (1881-1956),* L'Harmattan, Paris, 2013 ;
- *Gorée, porte sans retour. La mortalité des captifs à bord des navires négriers*, L'Harmattan, Paris, 2014 ;
- *L'ennemi invisible. La vérité sur la mort des soldats,* Pierre de Taillac, Paris, 2015 ;
- *Pavillon jaune. Histoire de la quarantaine, de la Peste à Ebola*, L'Harmattan, Paris, 2016 ;
- *Vieillir en Tunisie*, L'Harmattan, Paris, 2017 ;
- *Dans le sillage des médecins de marine, de l'Antiquité à nos jours*, L'Harmattan, Paris, 2018 ;
- *Six millions de femmes. Femme et population en Tunisie*, L'Harmattan, Paris, 2018 ;
- *Jeunes de Tunisie*, L'Harmattan, Paris, 2019 ;
- *Le côté obscur de la médecine. Mauvais médecins et médecins mauvais, de l'Antiquité à nos jours*, L'Harmattan, Paris, 2019 ;
- *Mort barbare. Histoire des techniques d'exécution abandonnées par la Civilisation*, Université de Tunis, Tunis, 2020 ;
- *Histoire sociale du café*, Simpact, Tunis, 2020 ;
- *De Carthage à Lampedusa. La migration en Tunisie*, L'Harmattan, Paris, 2020 ;
- *Covid 19. Le retour de la peste*, L'Harmattan, Paris, 2020 ;
- *Demos. Manuel de démographie*, Université de Tunis, Tunis, 2020 ;
- *La mortalité des motards. La mort au guidon.*, L'Harmattan, Paris, 2021 ;
- *Abdelwahab Bouhdiba. L'enfant de Kairouan*, Université de Tunis, Tunis, 2021 ;
- *Le mariage en Tunisie. Entre continuité et rupture*, L'Harmattan, Paris, 2022 ;
- *La chair et la scie. L'amputation, de la Préhistoire à nos jours*, L'Harmattan, Paris, 2022 ;
- *Le sida en Tunisie. Un mal méconnu,* L'Harmattan, Paris, 2023.
- *Histoire médico-sociale de l'urine, de l'antiquité à nos jours*, L'Harmattan, Paris, 2024.

« La petite Marie est morte,
Et son cercueil est si peu long,
Qu'il tient sous le bras qui l'emporte
Comme un étui de violon... »

Théophile Gautier, *Les joujoux de la morte*,
Emaux et camées, 1852

SOMMAIRE

Avant-propos

François de La Rochefoucauld se plaisait à dire : « La mort est comme le soleil, on ne peut la regarder en face. Mais en regardant de côté, ou en promenant obliquement le regard, peut-être apercevrons-nous quelque chose ?[1] ». C'est précisément ce que nous tenterons de faire ici, en levant le voile, à travers une myriade de « regards obliques », sur un phénomène démographique encore méconnu : la mortalité infantile.

En effet, trop de fausses croyances, de préjugés, de mythes, d'ignorance des contextes historiques et des tendances récentes nous empêchent de comprendre où nous en sommes. Le thème de la mortalité infantile représente un vaste champ de recherches, sinon vierge, du moins encore peu exploré.

Partant du principe que la mortalité infantile mériterait d'être étudiée pour elle-même et non pas en tant que simple conséquence de la fécondité, nous avons choisi de consacrer le présent ouvrage à l'étude du phénomène.

Comme c'est le cas dans beaucoup de nos précédents ouvrages, ces pages n'ont guère la prétention de s'adresser à un public averti. Elles se veulent au contraire une réflexion ouverte, accessible à tous, et centrée sur une thématique d'actualité. Réflexion issue d'abord d'une observation du terrain.

Car nous avons eu l'occasion, tout au long de notre carrière académique et scientifique, de rédiger suffisamment de cours magistraux, de rapports, d'études, de notes d'évaluation, de recommandations, de working papers, de policy briefs, de supports de formations sur

---

[1] Jankelevitch Vladimir, *La mort*, Flammarion, Paris, 1977, p. 61

différentes formes de mortalité – dont la mortalité infantile – ses caractéristiques, ses déterminants, ses conséquences. Autant de documents à vocation académique, scientifique, politique, élaborés pour le compte d'Organisations Internationales telles que les Nations Unies, d'Organisations Non Gouvernementales, ou encore dans le cadre plus scientifique de grandes rencontres scientifiques internationales spécialisées.

Le présent ouvrage se veut donc une sorte de synthèse simplifiée de longues années d'observations de terrain, d'entretiens, de vécu. D'émotions aussi, puisqu'il s'agit de côtoyer la mort.

Tunis, le 4 mars 2024

Pr Sofiane Bouhdiba

Propos Introductif

Mourir à l'aube, triste privilège de ces milliards d'enfants partis trop tôt ! Qu'ont-ils connu de la vie, ces « anges » – car c'est ainsi que notre société arabo-musulmane considère les enfants décédés en bas âge – ont-ils seulement eu le temps de voir la lumière de ce monde, de respirer l'air, de crier ?

La mortalité infantile, autrefois simple phénomène médical et démographique, est désormais reconnue comme un fait social, économique mais également culturel – Marcel Mauss parlerait peut-être de « fait social total » – et suscite de plus en plus l'intérêt des organisations internationales, des gouvernements, mais également de la société civile.

En effet, la mort fait encore de grands ravages aujourd'hui, parmi les enfants tunisiens, malgré les fantastiques progrès connus par la science médicale, ainsi que les grandes évolutions socioculturelles vécues par la population.

Il s'agit d'un véritable fléau, qui nous rappelle que, malgré tout, l'Homme reste encore et toujours extrêmement fragile durant ses premiers moments de vie. Comme le disait si bien le gynécologue allemand Paul Ferdinand Strassmann, « Il n'est pas de jour si plein de dangers que celui de la naissance[2] ».

La mortalité infantile est d'ailleurs considérée, à juste titre, comme un critère majeur de sous-développement, puisqu'elle témoigne d'un retard, non seulement au niveau des infrastructures médicales et paramédicales mises à la disposition des populations, mais également au niveau des

---

[2] Strassmann Paul Ferdinand, *Das Leben von der Geburt*, Breitkopf & Härtel, Leipzig, 1903

mentalités et des modes de vie, qui se traduit par exemple par le manque de savoir-faire et le fatalisme des familles. La mortalité infantile entre ainsi indirectement dans la composition de l'Indice de Développement Humain (IDH)[3].

Le démographe suisse Pesach Liebmann Hersch se plaisait à dire, à ce propos : « Si, la tête sur le billot, j'étais obligé de citer un indice représentant le mieux l'ensemble du développement économique, social et culturel d'un pays, je citerais la mortalité infantile[4] ».

Le livre contient trois grandes parties, à peu près équilibrées. La première, organisée autour de trois chapitres de nature un peu académique, brosse le cadre théorique général de la mortalité infantile. Il s'agira, en particulier, de définir les mots, expressions et concepts théoriques que nous emploierons ultérieurement au cours de la réflexion.

Cette partie introductive est également l'occasion de présenter brièvement quelques statistiques sur la mortalité infantile dans le monde, tout en montrant comment on peut mesurer le phénomène, au travers d'indicateurs bien spécifiques.

Enfin, nous présenterons ici d'une manière exhaustive et critique les principales sources de la mortalité infantile en Tunisie.

La deuxième partie du livre est un examen de la mortalité infantile et néonatale différentielle en Tunisie, en fonction de quelques critères sociodémographique tels que le sexe, l'âge, le milieu...

---

[3] L'indice de développement humain se mesure à partir de trois critères principaux : le produit intérieur brut (PIB) par habitant, l'espérance de vie des citoyens (qui est largement influencée par la mortalité infantile) et le niveau d'éducation mesuré à partir de 15 ans et plus

[4] Cité par Alfred Sauvy in *Eléments de démographie*, Presses Universitaires de France, Paris, 1976, p.101

Cette partie propose également une réflexion étiologique, s'intéressant aux causes et aux déterminants majeurs du décès des enfants tunisiens.

Il s'agira notamment de vérifier si la Tunisie, à l'instar de nombreux autres pays, a suivi le modèle de transition épidémiologique mis au point par le démographe Abderrahmen Omrane[5] au début des années 1970.

La troisième partie de l'ouvrage, qui se veut plus originale, examine quelques aspects historiques et culturels de la mortalité infantile en Tunisie.

---

[5] Omran Abderrahmen, *The epidemiologic transition : a theory of the epidemiology of population change*, in *The Milbank memorial fund quarterly*, n°49/4, 1979, pp. 509-538

Première partie
LA MORTALITE INFANTILE

Contrairement à ce que le suggèrent les deux mots qui la composent, la mortalité infantile n'est point la mortalité des enfants. Il serait vain de tenter toute approche scientifique de la mortalité sans cerner avec précision ce que le démographe entend par « mort », « mortalité », « mortalité infantile », et sans remonter à l'étymologie de ces concepts fondamentaux.

Nous suivrons en cela les conseils éclairés du sociologue tunisien Abdelwahab Bouhdiba, qui écrit : « Ne nous engageons pas dans des définitions par trop philosophiques ou par trop métaphysiques. Prenons le mot en son sens vécu au ras de la vie quotidienne, matérielle et familière[6] ».

Afin d'éviter toute confusion lors de la lecture du présent livre, nous allons commencer par définir les différents termes et expressions que nous autres, démographes, employons lorsque nous analysons le phénomène.

Nous tenterons en particulier de répondre aux questionnements suivants : quelle période temporelle la mortalité infantile couvre-t-elle ? Comment se décomposent les décès infantiles ?

Autant de détails d'extrême importance, car on a souvent tendance à confondre, par exemple, entre mortalité infantile et mortalité juvénile, voire à croire qu'un décès infantile concerne les enfants au sens large du terme, ce qui nous conduirait alors aux marges de l'adolescence.

Il conviendra également, dans ces quelques chapitres introductifs, de contextualiser la mortalité infantile, en situant la Tunisie par rapport à la moyenne mondiale, mais aussi par rapport aux autres pays arabes.

---

[6] Bouhdiba Abdelwahab, *Quêtes sociologiques*, Cérès, Tunis, 1996, p. 31

Nous passerons ensuite en revue les différents indicateurs existants, dont certains sont très spécifiques et n'ont que peu à voir avec les outils habituellement employés en sciences humaines et sociales.

Enfin, nous présenterons dans cette première partie, avec un œil aussi critique que possible, les principales sources de la mortalité infantile en Tunisie. Cela nous amènera à aborder un problème qui affecte la grande majorité des systèmes statistiques des pays du Sud : la sous-déclaration des décès infantiles.

Que le lecteur pardonne l'aspect quelque peu académique, voire rébarbatif de ces premiers chapitres. Nous pensons qu'ils sont néanmoins nécessaires à la bonne compréhension des réflexions qui suivront.

Chapitre premier
LA MORTALITE INFANTILE

La question que l'on est en droit de se poser au seuil de cette réflexion est la suivante : est-il aujourd'hui possible, avec le recul, de mesurer et de modéliser un événement aussi aléatoire, aussi mystérieux que la mort ?

Oui, nous répondrait certainement le contre-révolutionnaire français Jean-Christophe Sandrier Des Pommelles, qui écrit dans son *Mémoire sur les milices* : « Plus on observe avec attention, et plus on acquiert la preuve de l'uniformité de la marche de la nature dans la mortalité et la reproduction ; conséquemment, en rassemblant beaucoup de faits et en les combinant sous tous les rapports qui leur sont analogues, on peut, comme en algèbre, à l'aide de quantités connues, arriver à la connaissance des inconnues[7] ».

La tâche est certes ardue, puisque la mesure et l'analyse de la mortalité reposent sur la compilation de masses d'informations qui ne sont pas toujours disponibles, ce qui nous a plus d'une fois amené à nous aventurer en *terra incognita.* Sans oublier que, faut-il le rappeler, l'analyse de la mortalité relève de techniques parfois extrêmement complexes.

Dans le but de faciliter la bonne compréhension du reste de l'ouvrage, un chapitre préliminaire sera ainsi consacré au rappel des principaux concepts et indicateurs de mortalité. Et de bonne santé donc.

---

[7] Dupâquier Jacques et Michel, *Histoire de la démographie*, Perrin, Paris, 1985, p.129

La santé

La santé a été de tous temps une préoccupation majeure pour l'Homme et pour la société, et elle est désormais perçue comme un droit par le citoyen, au même titre que l'éducation, la sécurité, la mobilité ou l'exercice des droits civiques. L'état de santé général d'une population constitue d'ailleurs un indicateur de premier plan pour évaluer le niveau de développement atteint par une nation.

Dans la culture arabo-musulmane, la santé représente un enjeu majeur pour la société. En effet, la tradition musulmane lie la santé en la capacité du croyant de pouvoir se consacrer pleinement à ses devoirs religieux.

C'est ce que nous explique Abdelaziz Kamil : « Tout comme la foi libère l'homme des incertitudes, du doute et de la peur psychologique et métaphysique de l'inconnu, l'Islam veut libérer l'homme de la peur de la maladie.

Le Coran et la Sunna offrent toute une thérapeutique contre ces maux. L'Islam invite à en libérer l'individu par tous les moyens possibles en faisant face aux déviations intellectuelles grâce au dialogue, aux dérèglements des mœurs par les conseils et l'affermissement de la volonté individuelle de surmonter les faiblesses, enfin aux troubles de la santé par la prévention et la thérapie[8] ».

En Tunisie, l'exercice de la profession médicale et paramédicale est même considérée, du moins par les plus anciennes générations, comme une *fardh kifaya*[9], un

[8] Kamil Abdelaziz, *Au service des droits de l'homme,* in *L'individu et la société en Islam,* volume II, *Les différents aspects de la culture islamique*, Paris, 1994, p. 379

[9] Ordonnance divine, obligatoire pour la nation musulmane dans son ensemble. Elle est considérée accomplie à partir du moment où elle est initiée par quelques membres de la communauté, et n'est donc pas spécifiquement contraignante à titre individuel

véritable devoir collectif[10]. On s'en était d'ailleurs pleinement rendu compte durant le confinement lié au Covid 19[11], lorsque les blouses blanches ont été valorisées, publiquement remerciées, reconnues pour leur action héroïque.

Comme dans toutes les autres communautés musulmanes, le citoyen tunisien bénéficie du droit de jouir d'une bonne santé. Ce droit est, rappelons-le, garanti par la Constitution, qui énonce clairement : « Le régime républicain constitue le moyen le plus efficace pour assurer la protection de la famille et le droit des citoyens au travail, à la santé et à l'instruction… Toute personne a droit à la protection de sa santé dans les meilleures conditions possibles[12] ».

Mais qu'entendons-nous par « santé » ? C'est une notion ambiguë, relative et fluctuante selon les époques et les espaces. Au regard de l'Organisation Mondiale de la Santé (OMS), la santé est un état optimal de bien-être physique, mental et social, et donc pas seulement l'absence de maladie et d'infirmité[13].

L'optimalité suppose que nous sommes dans un système de comparaison permanente entre un état de santé observé dans une population, et un état considéré comme souhaitable.

On retrouve dans cette définition le concept d'*Iitidal*[14], cher à Ibn Sina (Avicenne), pour qui « La maladie est avant tout perçue comme une rupture par rapport à une

---

[10] Kamil Abdelaziz, *Au service des droits de l'homme*, in *L'individu et la société en Islam*, volume II, *Les différents aspects de la culture islamique*, Paris, 1994, p. 379

[11] Bouhdiba Sofiane, *Covid 19. Le retour de la peste*, L'Harmattan, Paris, 2020

[12] République tunisienne, *Constitution tunisienne*, Journal Officiel de la République Tunisienne, Tunis, 2014

[13] Organisation Mondiale de la Santé

[14] Equilibre

norme psychique, physiologique, somatique ou physique, laquelle norme n'a rien d'absolu puisque d'une région du monde à l'autre, d'une ethnie à l'autre elle peut varier considérablement[15] ».

Dans la suite de l'ouvrage, nous considèrerons la santé de l'enfant comme un « bien-être physique », ce qui nous amènera ainsi à considérer également la définition négative « absence de maladie ». La mortalité est en quelque sorte la phase ultime d'un processus de mal-être physique.

La santé s'inscrit par ailleurs dans la durabilité, comme le souligne l'historien néerlandais Kees Schaapveled, pour qui « La santé est un état durable qui suppose un mode de vie durable dans un environnement durable[16] ».

Cette approche intègre la notion de qualité de l'environnement dans la problématique de santé. Elle considère ainsi la pollution de l'air et du littoral, la congestion urbaine, la pollution sonore ou même l'épuisement des ressources naturelles comme des questions de santé publique.

La mort

Vladimir Jankélévitch écrivait à propos de la mort : « Le mot-tabou de la mort n'est-il pas, entre tous, le monosyllabe scabreux, le monosyllabe imprononçable, innommable, inavouable qu'un homme moyen adapté à l'entre-deux se doit d'envelopper pudiquement dans les circonlocutions bienséantes et bien-pensantes ?[17] ».

---

[15] Longuenesse Elisabeth, *Santé, médecine et société dans le monde arabe*, L'Harmattan, Paris, 1995, p. 42

[16] Bergsma E., Jongejan P., Schaapveled K., *Sustainable development and health*, La Haye, 1992, p. 63

[17] Jankelevitch Vladimir, *La mort*, Flammarion, Paris, 1977, p. 221

Il est vrai que la Mort, du latin *Mors, Mortis*[18], est un concept bien délicat à définir. L'*Encyclopédie* de Diderot et D'Alembert la définit comme « La fin commune de tout ce qui est animé sur terre[19] ».

Lui sont associés les synonymes « Décès », appartenant au discours juridique officiel, et « Trépas », issu du vocabulaire de la rhétorique poétique. Le mot « Expiration » y est également considéré comme un synonyme dans le cas où il est précédé du mot « dernier »[20] ».

Toujours dans L'*Encyclopédie,* ouvrage de référence malgré le poids de ses trois siècles, le chevalier de Jaucourt, très largement inspiré des travaux du naturaliste français Georges-Louis Leclerc de Buffon, définit la mort comme « La destruction des organes vitaux, en sorte qu'ils ne puissent plus se rétablir ».

La définition de l'OMS, qui procède d'un registre plus technique, définit la mort de la manière suivante : « Le décès est défini comme la disparition permanente de tout signe de vie à un moment quelconque postérieur à la naissance vivante (cessation des fonctions vitales après la naissance sans possibilité de réanimation)[21] ».

Quid alors, de la « naissance vivante » ? Toujours selon l'OMS, il s'agit de « L'expulsion ou l'extraction complète du corps de la mère, indépendamment de la durée de gestation, d'un produit de conception qui, après cette séparation, respire ou manifeste tout autre signe de vie, tel que battement du cœur, pulsation du cordon ombilical ou contraction effective d'un muscle soumis à l'action de la volonté, que le cordon ombilical ait été coupé ou non, et

---

[18] *Le petit Larousse illustré*, Larousse, Paris, 1912, p. 644

[19] Diderot et D'Alembert, *Encyclopédie*, Paris, 1751

[20] Théré Christine et Rohrbasser Jean-Marc, *Représentations de la mort dans l'Encyclopédie*, INED, Paris, 2001

[21] Organisation des Nations Unies, *Annuaire démographique 2002*, ONU, New York, 2005, p. 480

que le placenta soit ou non demeuré attaché. Tout produit d'une telle naissance est considéré comme enfant né vivant[22] ».

L'acte de respirer revêt ainsi une importance capitale dans la définition de l'état de vivant : mourir, ce serait tout simplement ne plus respirer. C'est d'ailleurs le critère universellement retenu pour définir le mort-né : est considéré comme mort-né tout bébé ayant respiré avant de mourir, même si la mort survient immédiatement à la naissance.

De ce fait, sera considéré comme faux mort-né l'enfant qui est extrait du corps de sa mère sans avoir respiré. La respiration est donc tout à la fois l'alpha et l'oméga, le début et la fin. Respirer, c'est vivre, ne plus respirer signifie mourir.

Le pédiatre belge Pierre-Hubert Nysten, avait fait une distinction entre plusieurs catégories de morts : « Mort ; SF mors, en grec *τανατοζ*; cessation absolue et sans retour de toutes les fonctions vitales.

La mort réelle diffère de la mort apparente en ce sens que, dans celle-ci il n'y a qu'une simple suspension de ces mêmes fonctions, mais il est souvent difficile de juger de cette suspension. Le seul signe certain de la mort réelle est… la roideur cadavérique.

La mort est ordinairement précédée de quelques symptômes graves qui dépendent de la lésion de la respiration, de la circulation ou des fonctions cérébrales.

---

[22] Organisation des Nations Unies, *Annuaire démographique 2002*, ONU, New York, 2005, p. 480. L'Organisation d'Hygiène de la Société des Nations avait déjà défini, en 1925, le mot « naissance » comme étant « La séparation et l'expulsion du Fœtus du corps de l'accouchée. La naissance doit être considérée comme accomplie dès l'instant où tout le corps du fœtus (tête, tronc et membres) est hors du corps de la mère. Le produit de la naissance sera considéré comme vivant lorsque, après la naissance, l'enfant respire ». Pour plus de détails, voir Organisation des Nations Unies, *Mortalité fœtale, mortalité des enfants du premier âge et mortalité des jeunes enfants*, volume I, ONU, Etats-Unis, 1954, p. 3

Celle qui arrive tout à coup et sans phénomène précurseur est appelée mort subite ; elle est habituellement déterminée par une apoplexie foudroyante, la rupture d'un anévrisme ou quelque autre altération organique. La mort est dite naturelle lorsqu'elle a lieu à la suite d'une maladie arrivée spontanément ; violente lorsqu'elle est l'effet d'une violence quelconque[23] ».

En Tunisie, le ministère de la Santé définit officiellement la mort comme étant « L'arrêt irréversible des fonctions vitales spontanées, c'est à dire l'arrêt des fonctions respiratoires, cardiaques et cérébrales[24] ». C'est la définition que nous adopterons dans la suite de l'ouvrage. Tout individu est déclaré officiellement décédé lorsque trois conditions fondamentales sont réunies : lorsqu'il ne respire plus, que son cœur ne bat plus, et que son cerveau ne fonctionne plus.

La mortalité infantile

Ces définitions de la vie et de la mort peuvent faire l'objet d'un long débat d'ordre médical et éthique, mais là n'est pas l'objet du présent ouvrage. Si la mort est un phénomène naturel, la mortalité quant à elle, désigne l'étude de celle-ci, au moyen d'outils mathématiques et statistiques, qui permettent de mesurer et d'analyser le phénomène.

Vladimir Jankelevitch a bien saisi la différence fondamentale entre les deux concepts, en écrivant : « La mort est un phénomène biologique, comme la naissance, la puberté et le vieillissement ; la mortalité est un phénomène

[23] Nysten Oierre-Hubert, *Dictionnaire de médecine et des sciences accessoires à la médecine*, Brosson, Paris, 1874

[24] République tunisienne, *Décision n°1048 du ministre de la Santé Publique*, 1er août 1991

social au même titre que la natalité, la nuptialité ou la criminalité[25] ».

La mortalité infantile, objet du présent ouvrage, désigne l'étude des décès des enfants avant leur premier anniversaire. La mortalité juvénile examine les décès survenus entre un et cinq ans, tandis que la mortalité infanto-juvénile couvre m'ensemble de la période , de la naissance au cinquième anniversaire.

Au sein de la période infantile, on distingue la mortalité néonatale survenue entre la naissance et le premier mois de vie, de la mortalité post-néonatale, qui couvre les onze mois suivants.

Il est également possible d'affiner l'analyse en observant la mortalité néonatale précoce, survenue durant la première semaine de vie. Nous y reviendrons dans un chapitre dédié aux indicateurs de mortalité infantile.

La mortalité infantile dans le monde

Globalement, la mortalité infantile s'est littéralement effondrée depuis l'antiquité. Il s'agissait autrefois d'un phénomène redouté, mais tellement inéluctable qu'il était finalement accepté par tous. Une vision fataliste de la mort des enfants en bas âge la reléguait au domaine du divin, décourageant tant le thérapeutique que le prophylactique.

Les bébés mouraient en masse, étant très vulnérables aux maladies infectieuses, et en particulier la variole, la rougeole, la coqueluche, la diphtérie...

Les conditions sanitaires exécrables, la consommation d'eau souillée, la malnutrition, l'hygiène douteuse, éliminaient les nouveau-nés dès les premiers mois de vie. Les pratiques médico-religieuses, trop rudimentaires, étaient inefficaces car l'organisme insuffisamment

[25] Jankélévitch Vladimir, *La mort*, Flammarion, Paris, 1977, p. 5

développé des bébés ne pouvait compenser l'absence de traitements adéquats. Finalement, seuls les plus résistants survivaient, et une sélection naturelle s'exerçait d'une manière bien précoce.

Jusqu'au XIXème siècle, avec la révolution industrielle, les paysans misérables fuient vers les villes pour y trouver des conditions de vie encore plus précaires. La surpopulation urbaine favorise alors la propagation des maladies infectieuses au sein des foyers mais également dans le voisinage.

Il faudra attendre le début du XXème siècle pour que la mortalité infantile commence réellement à reculer. Les maladies infectieuses, qui affectent plus spécifiquement les enfants en bas âge, révèlent leurs secrets, et la santé publique commence à s'organiser d'une manière efficace en Europe, avec notamment le lancement de programmes de vaccination à grande échelle.

La létalité des maladies infantiles, telles que la diphtérie, la coqueluche ou la rougeole, commence enfin à reculer progressivement. L'amélioration de l'hygiène, le contrôle des circuits des déchets, l'approvisionnement des villes en eau potable de qualité, réduisent la propagation de maladies particulièrement létales pour les nouveau-nés, comme le choléra et les diarrhées. Les soins prénatals et néonatals se démocratisent, et les accouchements se font de plus en plus en milieu médical.

Après la seconde guerre mondiale, la fabrication à une échelle industrielle des antibiotiques permet d'accélérer la chute de la mortalité infantile, et surtout d'étendre les progrès au monde rural, et au niveau mondial au tiers-monde[26].

Aujourd'hui, on a désormais du mal à réaliser des progrès notables en matière de santé infantile. On pourrait

---

26 L'expression est obsolète et péjorative, mais nous l'employons ici car elle reflète parfaitement la situation sanitaire mondiale du milieu du XXème siècle

ici, tout comme l'avait suggéré le démographe français Jean Bourgeois-Pichat, « Comparer la mortalité à un terrain composé de deux roches inégalement friables. L'action de l'érosion s'exerce d'abord sur la plus tendre, mettant à nu le profil de la roche dure[27] ».

La « roche tendre » des maladies infectieuses et parasitaires a été plus ou moins creusée, et il s'agirait donc à présent de s'attaquer à la « roche dure », constituée notamment par les malformations, les traumatismes, la malnutrition…

Les performances sanitaires remarquables du début du XXème siècle semblent en tous les cas difficiles à reproduire aujourd'hui. De fait, la mortalité infantile persiste comme un problème majeur de santé publique dans de nombreuses poches de pauvreté dans le monde. Les enfants nés en Afrique subsaharienne sont soumis au risque le plus élevé de décès infantile dans le monde – 15 fois plus élevé que le risque pour les enfants d'Europe et d'Amérique du Nord[28].

De surcroit, les crises de mortalité infantile ressurgissent au gré des catastrophes humanitaires : Gaza, Port-au Prince, Antioche, autant de villes maudites où les nouveau-nés sont les premiers à subir la furie de la nature ou des hommes…

Dès lors qu'un conflit ou un cataclysme naturel frappe une communauté, les enfants sont systématiquement les premières victimes collatérales de l'effondrement du système de santé, de la saleté, de la malnutrition…

Comme on le voit dans la carte ci-dessous, c'est en Afrique subsaharienne et dans quelques pays asiatiques que la mortalité infantile reste aujourd'hui un fléau non maitrisé.

---

[27] Bourgeois-Pichat Jean, *Essai sur la mortalité biologique de l'homme*, in *Population* volume 7, n°3, Paris, 1952, pp. 381-394

[28] UNICEF, 2024

Le taux de mortalité infantile (‰) dans le monde, 2021

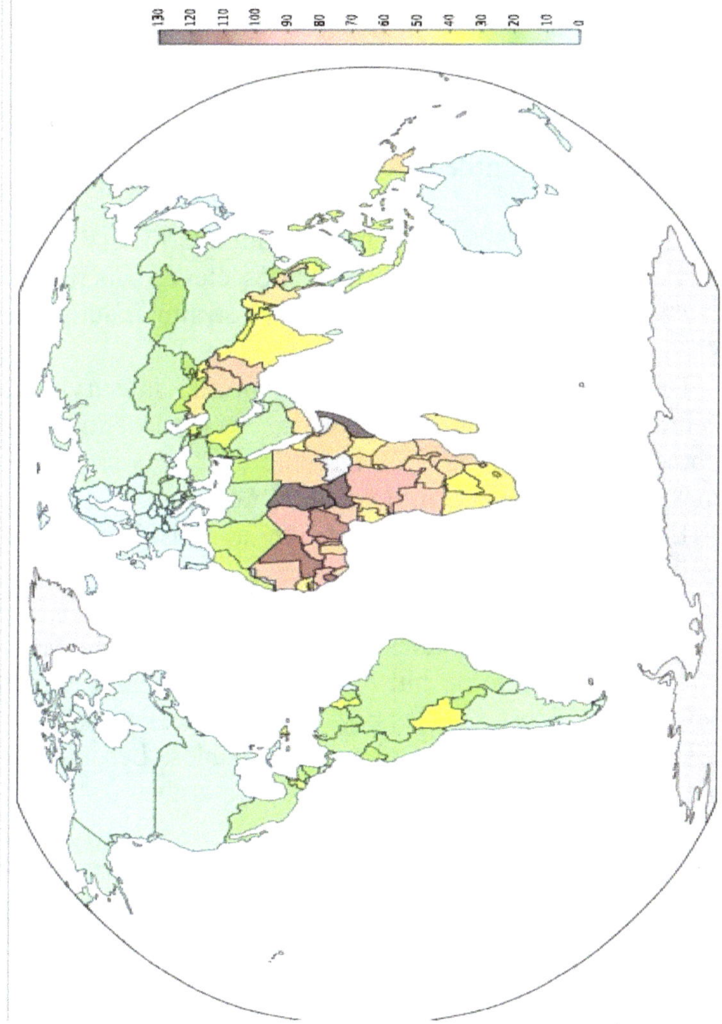

(Source : schéma de l'auteur, à partir des données de l'OMS)

En Afrique subsaharienne, là où la mortalité infantile reste très élevée, les enfants meurent fréquemment des suites des traumatismes de la grossesse, des infections respiratoires aigües et des maladies gastrointestinales.

Dans certains pays lourdement affectés par le VIH comme le Botswana, le Zimbabwe ou le Malawi, les taux de mortalité infantile ont même connu une remontée inattendue depuis le début des années 2000[29].

La mortalité infantile dans le monde arabe

En 1960, le Taux de Mortalité Infantile (TMI)[30] dans l'ensemble des pays arabes était très élevé, supérieur à 157‰, alors que la moyenne mondiale se situait autour de 82‰.

Dans certains pays arabes défavorisés, la survie de l'enfant était une véritable gageure, et en particulier aux Comores (taux de mortalité infantile de 220‰ en 1960), au Yémen (200‰) ou en Egypte (189‰).

En une génération, la situation a considérablement évolué, comme en attestent les indicateurs démographiques les plus récents dans la région.

Durant les 25 dernières années, les taux de mortalité infantile ont reculé de plus de 80% dans la majorité des pays arabes. C'est dans les pays du Golfe persique que les changements ont été les plus remarquables. Les progrès ont été moins importants dans les pays arabes d'Afrique sub-saharienne.

Ainsi, globalement, pour l'ensemble de la région, le taux de mortalité infantile est désormais de 30‰, ce qui place le monde arabe un léger cran au-dessus de la moyenne mondiale (28‰), et en tous les cas nettement au-dessus de la moyenne observée dans les pays africains.

Par exemple, le taux de mortalité est encore de 46‰ aux Comores et 37‰ en Somalie, alors qu'il est de

---

[29] Barbieri Magali, *Mortalité infantile*, in *Dictionnaire de démographie et des sciences de la population*, Armand Colin, Paris, 2011, p. 302

[30] Nombre de décès d'enfants âgés de moins de un an pour 1 000 naissances vivantes

seulement 5‰ dans les pays du Golfe. Le taux de mortalité néonatale, quant à lui, est aujourd'hui de 16‰ pour l'ensemble des pays arabes, variant de seulement 3‰ au Qatar à 36‰ en Somalie.

Bien que cachant des disparités criantes selon les régions, cette baisse sensible de la mortalité infantile est le fruit des progrès de la médecine moderne, en termes de couverture vaccinale et des résultats des diverses initiatives nationales et régionales.

De ce point de vue ; la lutte contre la mort des enfants aura été sans conteste l'une des plus belles réussites du monde arabe.

Chapitre II
LA MESURE DE LA MORTALITE INFANTILE

Ce chapitre a pour but de rappeler au lecteur les principaux outils démographiques nécessaires à l'analyse du phénomène de la mortalité, outils que nous emploierons ensuite tout au long de l'ouvrage.

Globalement, il est possible d'engager deux démarches fort différentes pour observer et analyser la mortalité infantile, d'une manière transversale ou longitudinale. Le choix de l'une ou l'autre des méthodes dictera la nature des indicateurs à calculer.

Approche transversale

La mesure dite transversale de la mortalité infantile est classique, et consiste à observer les décès infantiles survenus dans une région durant une période donnée, généralement une année. Il s'agira donc de ne prendre en considération dans les calculs que les statistiques de décès disponibles relatives à cette année d'étude.

Ainsi, on prendra comme dénominateur les naissances enregistrées durant une année de calendrier t, et au numérateur les décès observés durant cette même année t.

Une analyse transversale approfondie de la mortalité infantile pourrait ainsi mettre en évidence un éventuel lien de causalité avec des évènements survenus durant la même année d'étude. On pourrait ainsi établir un lien entre l'augmentation des décès par maladies des voies respiratoires en 2020, et l'avènement de la crise sanitaire[31].

---

31 Bouhdiba Sofiane, *Covid 19. Le retour de la peste*, L'Harmattan, Paris, 2020

L'approche transversale privilégie le calcul de taux. C'est ce que l'on fait par exemple avec le Taux Brut de Mortalité (TBM), qui mesure le niveau de mortalité générale d'une population de la manière suivante :

$$TBM(t) = \frac{D(t)}{P(t)} \times 1000$$

avec :

- D (t) les décès de l'année t
- P (t) la population de l'année t

L'unité du TBM, comme c'est le cas pour la plupart des taux en démographie, est le ‰ (pour mille). Les indicateurs étant généralement peu élevés, il est en effet préférable de les exprimer en « ‰ » que de recourir au classique pourcentage.

Selon les données disponibles, on peut également rapporter les décès de l'année t à la population moyenne de l'année t, c'est-à-dire la population du 1er janvier de l'année considérée, à laquelle on ajoute la population du 31 décembre de la même année ou celle du 1er janvier de l'année suivante, et que l'on divise ensuite par 2.

La formule devient alors :

$$TBM(t) = \frac{D(t)}{[P(1^{er}\text{ janvier } t) + P(31 \text{ décembre } t)]/2} \times 1000$$

Il est possible d'affiner l'analyse et de calculer les taux de mortalité pour des tranches d'âge spécifiques. Dans le cas de la mortalité infantile, nous avons recours au Taux de Mortalité Infantile (TMI), relatif aux seuls décès d'enfants avant leur premier anniversaire.

Ce taux est particulièrement significatif, car il permet d'estimer l'état de la santé publique dans une société. Il entre d'ailleurs indirectement dans le calcul de l'Indice de Développement Humain (IDH).

Concrètement, il s'agit du rapport entre le nombre d'enfants âgés de moins de un an décédés au cours d'une année donnée, au nombre total d'enfants nés vivants durant cette même année t.

$$TMI\ (t) = \frac{D\ (t)\ (0,1)}{N\ (t)} \times 1000$$

Pour analyser le plus finement possible la mortalité infantile, il convient de distinguer les décès survenus aux différents stades de la vie du nouveau-né, depuis la formation du fœtus jusqu'au 365ème jour.

La mortalité intra-utérine ou fœtale concerne la sélection naturelle qui se fait déjà dans les ovaires, lors de la conception, puisque sur les centaines de milliers d'ovocytes, seuls quelques ovules pourraient déboucher sur une éventuelle vie intra-utérine du fœtus.

La mortinatalité concerne les nouveau-nés n'ayant jamais respiré ; on l'appelle aussi parfois « mortalité fœtale tardive ».

La mortalité néonatale précoce concerne la période située entre la naissance vivante et le 6ème jour de la vie. On la calcule à partir de la formule suivante :

$$TMNP(t) = \frac{D\ (t)\ (0,6)}{N\ (t)} \times 1000$$

avec :

- TMNP(t) : le taux de mortalité néonatale précoce de l'année t ;
- D (t) (0,6) : les décès survenus entre la naissance et le sixième jour de vie durant l'année t ;
- N (t) : les naissances vivantes de l'année t.

La mortalité néonatale concerne la période située entre la naissance vivante et le 27ème jour de la vie. On la calcule à partir de la formule suivante :

$$TMN(t) = \frac{D(t)(0,27)}{N(t)} \times 1000$$

avec :

- TMN (t) : le taux de mortalité néonatale de l'année t ;
- D (t) (0,27) : les décès survenus entre 0 et 27 jours durant l'année t ;
- N (t) : les naissances vivantes de l'année t.

La mortalité périnatale regroupe la mortinatalité et la mortalité néonatale, c'est à dire les décès survenus entre la conception et le 27ème jour.

On la calcule à partir de la formule suivante :

$$TMP(t) = \frac{MN(t) + D(t)(0,27)}{N(t)} \times 1000$$

avec :

- TMP (t) : le taux de mortalité périnatale de l'année t ;
- MN (t) : les mort-nés de l'année t ;
- D (t) (0,27) : les décès survenus entre 0 et 27 jours durant l'année t ;
- N (t) : les naissances vivantes de l'année t.

La mortalité post néonatale concerne la période située entre le 28ème et le 365ème jour.

On la calcule à partir de la formule suivante :

$$TMPN\ (t) = \frac{D\ (t)\ (28{,}365)}{N\ (t)} \times 1000$$

avec :

- TMPN (t) : le taux de mortalité post-néonatale de l'année t ;
- D (t) (28,365) : les décès survenus entre 28 et 365 jours durant l'année t ;
- N (t) : les naissances vivantes de l'année t.

La mortalité juvénile, qui se situe hors de notre champ d'étude dans cet ouvrage, concerne la période située entre le 1er et le 5ème anniversaire.

La mortalité infanto-juvénile quant à elle, couvre la période de vie de l'enfant située entre la naissance et le 5ème anniversaire.

On peut schématiser dans le graphique suivant les différents stades de la mortalité que nous venons de passer en revue :

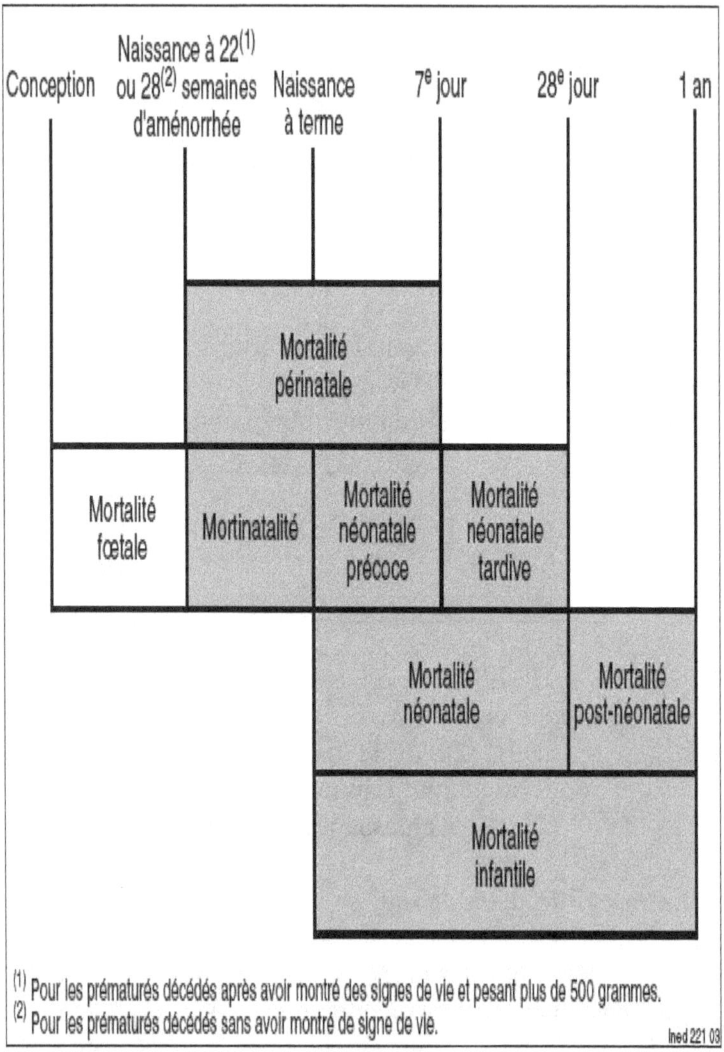

(Schéma de l'auteur)

Approche longitudinale

L'approche longitudinale procède d'une logique tout à fait différente, bien moins classique : elle consiste à observer une génération, depuis sa naissance jusqu'à son extinction complète.

Autrement dit, nous observerons un groupe d'individus nés la même année, pour essayer de voir s'ils ont été exposés à un risque particulier, comme par exemple une épidémie, une guerre, ou la découverte d'un médicament d'un nouveau type.

Le quotient de mortalité à l'âge x est la probabilité – on parle aussi souvent de risque – pour un individu de décéder entre son $x^{ème}$ et son $(x+a)^{ème}$ anniversaire.

Il s'exprime donc par le rapport entre le nombre d'individus qui décèdent entre leur $x^{ème}$ et leur $(x+a)^{ème}$ anniversaire, et le nombre d'individus ayant atteint leur $x^{ème}$ anniversaire.

On calculera donc le quotient de mortalité infantile de la manière suivante :

$$1q0 = D(0,1)/S0 \times 1000$$

avec :

- 1q0 : le quotient de mortalité infantile ;
- D(0,1) : les décès survenus entre 0 et un an ;
- S0 : les survivants à l'âge 0, c'est-à-dire l'ensemble de la génération étudiée.

La table de mortalité, qu'on désigne parfois sous le nom de table de survie, est un outil spécifique à la démographie, qui permet de suivre en détail le destin d'une population, en commençant par la petite enfance.

Il existe deux types de tables de mortalité : la table de mortalité du moment et la table de mortalité par génération. Dans les deux cas, la table est inaugurée par la mortalité infantile.

La table de mortalité du moment consiste à construire une génération fictive englobant toute la population d'un pays à une date donnée. Cette génération est alors soumise aux conditions de mortalité qui prévalent au moment où la table est construite.

La table de mortalité par génération quant à elle, se construit de la même manière qu'une table de mortalité du moment. Toutefois, au lieu de constituer une génération fictive, nous allons observer les niveaux réels de mortalité d'une génération non moins réelle, qui commence une année donnée.

La table de mortalité par génération est plus représentative de la réalité, mais présente un inconvénient majeur : le démographe doit attendre l'extinction d'une génération avant de pouvoir la construire.

Par exemple, il faudrait attendre l'année 2100 si on veut construire la table de mortalité de la génération 2000, puisque théoriquement l'on devra attendre que les derniers survivants décèdent, sur la base d'une longévité hypothétique de 100 ans.

Quelle que soit sa nature, la table de mortalité synthétise l'évolution par âge de la mortalité dans une population donnée. Elle est représentée par un tableau à 4 colonnes comportant les indications suivantes :

- âge x
- Sx : survivants à l'âge x
- d (x,x+a) : décès entre l'âge x et l'âge (x+a)
- aqx : quotient de mortalité entre l'âge x et l'âge (x+a). C'est la probabilité pour un individu âgé de x, de mourir avant d'atteindre l'âge (x+a)

On calcule ces indicateurs de la manière suivante :

- S x+a =Sx - d (x,x+a)
- d (x,x+a)= décès survenus
- aqx = D (x,x+a)/Sx

Généralement, a prend la valeur 1 (table complète) ou 5 (table abrégée).

La table de mortalité permet de calculer l'espérance de vie à la naissance, c'est à dire le nombre d'années que peut espérer vivre un individu à sa naissance. Elle se calcule de la manière suivante, à l'issue de la construction de la table de mortalité :

- Cas d'une table complète :

$e0 = 0.5+[(\sum Si)/S0]$ pour i=1 jusqu'à w-1

w étant le dernier âge figurant dans la table (généralement 100)

- Cas d'une table abrégée :

$e0 = 0.5+ [2.5\ S1+4.5\ S2+ 5\ (S10+S15+S20+\ldots)] / S0$

La table de mortalité complète se présente généralement de la manière suivante :

Age x	**Sx**	**D (x, x+1)**	**1qx**
0	**S0 (racine de la table)**	**D (0, 1)**	**1q0**
1	**S1**	**D (1, 2)**	**1q1**
2	S2	D (2, 3)	1q2
...	...	...	...
...	...	...	...
80 et +	S80	-	-

De la même manière, la table de mortalité abrégée se présente ainsi :

Age x	Sx	D (x, x+a)	1qx
0	**S0 (racine de la table)**	**D (0, 1)**	**1q0**
1	**S1**	**D (1, 5)**	**4q1**
5	S5	D (5, 10)	5q5
10	S10	D (10, 15)	5q10
...	...	...	...
...	...	...	...
80 et +	S80	-	-

On voit bien que, quelle que soit la forme de la table de mortalité, la mortalité infantile y joue un rôle majeur dans la détermination du niveau de l'espérance de vie.

En effet, si une part importante de la population décède durant la première année de vie, le total des années à vivre sera diminué d'une manière mécanique.

Mortalité endogène, mortalité exogène ?

Le démographe français Jean Bourgeois-Pichat avait longuement étudié la mortalité infantile et s'en était même fait une spécialité.

En observant de nombreuses générations, il a pu constater que les décès infantiles exogènes, c'est-à-dire ceux liés à des risques extérieurs, tels que les traumatismes (chutes, asphyxies, accidents de la route, noyades…) sont quasi exclusivement liés à l'âge du nouveau-né, et semblent en tous les cas indépendants du niveau de la mortalité générale.

Concernant les notions de mortalité endogène et exogène, la définition proposée par les démographes français Henry Leridon et Laurent Toulemon nous semble la plus plausible : « La mortalité endogène résulte de mauvais fonctionnements internes, liés à des malformations congénitales, des faiblesses constitutives ou des dérèglements que l'on est incapable – en l'état de la science – de relier à des facteurs externes, tandis que la mortalité exogène reflète l'influence de facteurs externes, qu'il serait théoriquement possible d'éliminer : maladies infectieuses, accidents,...

Mais cette distinction perd de sa pertinence au fur et à masure de la baisse de la mortalité infantile[32] ».

Jean Bourgeois-Pichat a alors imaginé une méthode graphique, consistant à porter en abscisse une échelle en fonction de l'âge en jours du nouveau-né, et en ordonnée les décès exogènes cumulés depuis la naissance. Cela permet d'obtenir une série de points pratiquement alignés.

En repérant ensuite en ordonnée, non plus les seuls décès exogènes, mais l'ensemble des décès infantiles observés, on constate que les points ne sont plus alignés, sauf au-delà du premier mois, voire les trois premières semaines de vie – dans la période périnatale donc – à partir desquels l'alignement subsiste d'une manière bien visible.

Bourgeois-Pichat explique ce phénomène par le fait que, au-delà du premier mois de vie, les décès endogènes, c'est-à-dire ceux liés à des causes intrinsèques à l'enfant, telles que des tares héréditaires, des malformations congénitales ou des traumatismes subis durant l'accouchement – qui perturbaient l'alignement – ne sont plus observés.

A partir de ces constatations empiriques faites sur des séries de tables de mortalité, le démographe français a élaboré le procédé graphique suivant : en portant en abscisse la fonction $Log^3 (N+1)$, N étant l'âge en jours du

---

[32] Leridon Henry et Toulemon Laurent, *Démographie, approche statistique et dynamique des populations*, Economica, Paris, 1997, pp. 77-85

nouveau-né décédé, et en ordonnée les décès infantiles cumulés depuis la naissance, on obtient une droite sur laquelle on retrouve alignés tous les points relatifs aux décès cumulés un mois après la naissance.

En prolongeant cette droite jusqu'à l'axe des ordonnées, on peut ainsi déterminer graphiquement le nombre des décès cumulés endogènes et exogènes. Le graphique obtenu prend alors l'allure suivante :

Procédé graphique de Jean Bourgeois-Pichat

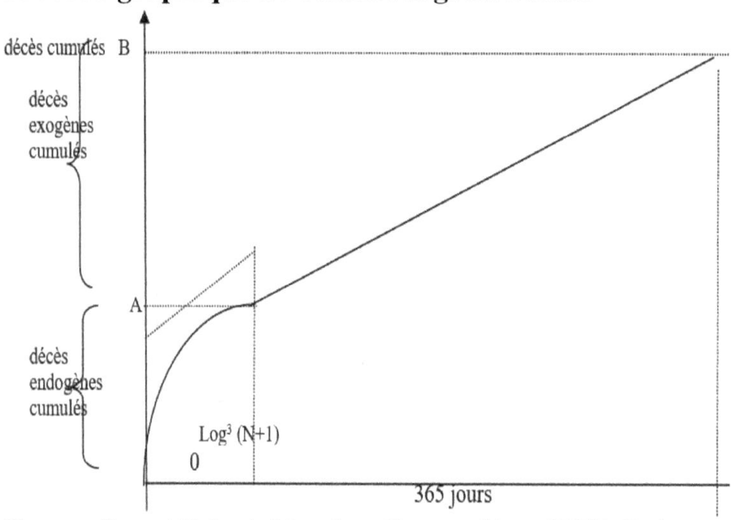

(Source : Pressat Roland, *L'analyse démographique*, INED, Paris, 1961, p. 135)

En prolongeant la droite représentant l'ensemble des décès infantiles cumulés jusqu'à l'axe des ordonnées, on obtient le point d'intersection A, relatif aux deux segments suivants :

- [0 , A] représentant les décès endogènes cumulés
- [A , B] représentant les décès exogènes cumulés

Mortalité infantile et rectangularisation de la courbe de survie

En 1980, le médecin américain James Fries avait développé la théorie de la « rectangularisation de la courbe de survie », sur la base de précédents travaux réalisés en 1964 par le biologiste Comfort.

James Fries s'était au départ fixé comme objectif de modéliser le lien existant entre la mortalité infantile, l'espérance de vie et le nombre de survivants par âge dans une population donnée.

Il avait finalement abouti à une courbe de survie de forme vaguement rectangulaire, d'où cette dénomination singulière de « rectangularisation de la courbe de survie ».

La pente de la courbe de survie reste très faible, jusque vers l'âge de 60-65 ans, puis augmente brutalement, ce qui dénote une forte concentration des décès aux âges élevés.

La surface délimitée par la courbe et l'axe des coordonnées forme ainsi une figure à peu près rectangulaire, comme on peut le voir dans le graphique ci-dessous :

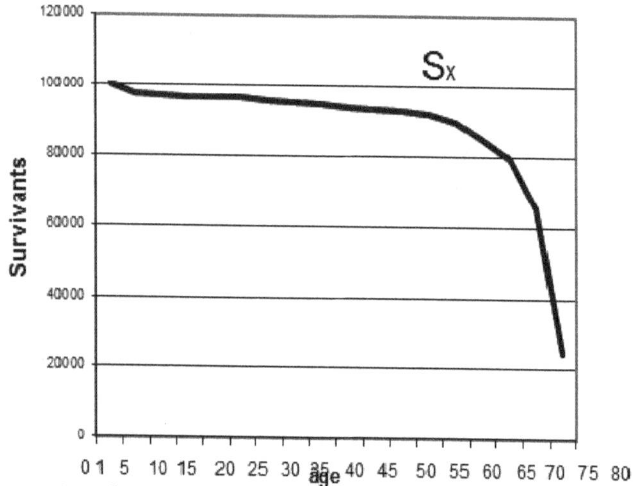

(source : Fries James, (1980), Aging, natural death and the compression of morbidity, N. Eng J. Med)

Cette théorie avait été développée dans le contexte de la troisième phase de la transition épidémiologique, qui correspondait à une augmentation de l'espérance de vie associée à une chute extrêmement forte de la mortalité infantile, et donc une concentration des décès au-delà de 80 ans.

Chapitre III
AUX SOURCES DE LA MORTALITE INFANTILE

La revue critique de la littérature traitant directement ou indirectement de la mortalité en Tunisie a permis de constater que la recherche sur ce sujet peut être envisagée à partir de deux sources principales de données chiffrées : l'état civil et les enquêtes.

Notons que les données des recensements, qui jouent habituellement un rôle majeur en démographie, ne présentent qu'un intérêt mineur ici, car contrairement aux autres indicateurs de santé, la taille de la population n'apparait pas dans le mode de calcul du taux de mortalité infantile[33].

L'état-civil

L'état civil, lorsqu'il est de bonne qualité, constitue une source d'informations majeure pour étudier la mortalité infantile. En effet, à partir des décès inscrits sur les registres d'état civil, il devient possible de construire une table de mortalité fiable.

Pour le mathématicien français Pierre-Simon de Laplace, le principe est bien simple : « On prend dans les registres civils un grand nombre d'individus dont la naissance et la mort soient indiqués. On détermine combien de ces individus sont morts la première année de leur âge, combien dans la seconde année et ainsi de suite[34] ».

---

[33] Alors que, dans la plupart des indicateurs, la taille de la population fait partie du dénominateur, le taux de mortalité infantile est rapporté simplement aux naissances

[34] Laplace Pierre-Simon, *Essai philosophique des probabilités*, Paris, 1814

Contrairement au cas de la Tunisie, dans certains pays l'état civil date déjà de plusieurs millénaires. La trace du premier acte de décès daterait d'environ 173 après Jésus Christ, sous la onzième année de règne de Marc Aurèle, comme en attestent les historiens français Jacques et Michel Dupâquier : « A Kronos, dit Héraclide, et à Alexandre, scribes de la métropole, déclaration de Pantonymos, fils d'Aphrodisios, tous deux de la métropole, enregistrée au quartier Topoi de Lysanias.

Mon fils Aphrodisios, dont la mère est Sarapias, dans le susdit quartier est mort au mois de Pauni[35] de la présente année. Je demande donc qu'il soit inscrit sur la liste des personnes décédées ».

Le scribe énonce alors une sorte d'accusé de réception de la manière suivante : « Notification a été faite aux scribes de la métropole de la mort d'Aphrodisios, le dix du mois d'Eipeih de la onzième année du règne d'Aurélius Antoninus César[36] ».

En Tunisie, l'instauration de la déclaration des décès est bien plus récente, et date de la colonisation française en 1881. La statistique de population tunisienne était de piètre qualité, l'impossibilité de connaître la population exacte tout au long du XIXème siècle en est une preuve.

Ainsi, les estimations les plus fiables dont nous disposons donnent à 3 millions le nombre d'habitants en 1806[37], 1.2 millions en 1830[38], 800 000 seulement en 1853[39], pour rebondir à 1.5 millions d'habitants en 1870[40].

---

[35] Selon le calendrier gréco-égyptien, Pauni correspond à mai-juin

[36] Dupâquier Jacques et Michel, *Histoire de la démographie*, Perrin, Paris, 1985, p. 37

[37] Frank Louis, *Notes historiques : données médicales sur Tunis vers l'an 1806*, in *Revue maghrébine d'endocrinologie-diabète et de reproduction* n°4, volume 3, Tunis, 1997, pp. 129-143

[38] Ganiage Jean, *Histoire contemporaine du Maghreb de 1830 à nos jours*, Fayard, Paris, 1994, p. 53

[39] De Renaud Pélissier, *Description de la Régence de Tunis*, Imprimerie impériale, Paris, 1853, p. 332

Si la taille de la population tunisienne commençait à être vaguement connue vers la fin du XIXème siècle, en revanche la mesure de la mortalité, et a fortiori la mortalité infantile, n'a commencé à être relativement fiable que depuis les années 1960, car elle reste tributaire de deux événements démographiques diamétralement opposés, chacun pouvant donner lieu à des imprécisions qui lui sont propres : les naissances vivantes[41] et les décès.

Les pays du Nord avaient exprimé depuis bien longtemps le besoin de garder une trace écrite de tous les événements démographiques touchant la société. La généalogie, par exemple, est apparue et s'est développée dans les populations à histoire récente, telles celles des Etats-Unis ou du Canada, qui ont éprouvé le besoin pressant de retrouver leurs origines européennes[42].

Au contraire, dans les civilisations africaines et arabes, le besoin de disposer de statistiques écrites et conservées ne s'est fait sentir que très récemment, encore que de nombreux pays d'Afrique subsaharienne n'éprouvent pas encore véritablement ce besoin.

Ainsi, dans la société tunisienne, dans laquelle les traditions orales sont multiséculaires, chacun connaissait ses aïeux sous forme de liste chantée, sorte d'Odyssée basée sur des informations mi-réelles, mi-légendaires[43].

Si nos parents connaissaient leurs ancêtres et leurs exploits, réels ou glorifiés (lutte contre le colonisateur, hauts faits d'armes, découvertes scientifiques...), les dates

---

[40] Von Maltzan Heinrich, *Coup d'œil sur la régence de Tunis et de Tripoli*, Leipzig, 1870

[41] Rappelons que la connaissance du nombre de naissances est nécessaire au calcul du taux de mortalité infantile

[42] Archassal Pierre-Valéry, *L'abécédaire de la généalogie*, Flammarion, Paris, 2000, p.60

[43] Archassal Pierre-Valéry, *L'abécédaire de la généalogie*, Flammarion, Paris, 2000, p.60

étaient rarement précisées, et la chronologie ne représentait pas un facteur repère.

Par ailleurs, déclarer un événement intime, comme la mort d'un proche, auprès d'une administration étrangère et perçue comme hostile était impensable, et les comportements sont restés pendant longtemps marqués par cette forme de résistance économique et culturelle à l'état prédateur, le *makhzen*[44] d'abord, et l'administration coloniale ensuite.

Ce n'est que récemment que la Tunisie s'est dotée d'une administration moderne chargée de collecter, classer et publier d'une manière méthodique et rigoureuse des informations concernant les événements démographiques, dont les décès infantiles.

En réalité, le premier décès tunisien déclaré à l'état civil ne date que de 1883[45]. Et encore, il devait certainement s'agir de la mort d'un adulte.

Le décret beylical du 29 juin 1886 avait été un premier pas vers la consignation systématique des décès dans les registres d'état civil. Ce décret a rendu obligatoire la déclaration des naissances et des décès des personnes de nationalité française auprès des officiers de l'état civil et des consulats. Il avait également réglementé les registres de contrôle des cimetières.

Un deuxième pas vers la modernisation de l'état civil tunisien sera fait grâce à un décret datant du 28 décembre 1908, qui étend l'obligation de déclarer les naissances et décès à tous les tunisiens, qu'ils soient israélites ou musulmans. Les dispositions de ce décret, qui se sont peu à peu étendues à l'ensemble du territoire à travers des textes successifs, n'ont commencé à être véritablement appliquées qu'en 1914.

---

[44] Terme désignant l'administration locale

[45] Seklani Mahmoud, *Traité d'analyse démographique approfondi,* tome I, Centre de Publication Universitaire, Tunis, 1999, p.36

Quelques années plus tard, le décret du 26 décembre 1919 étend la déclaration des naissances et des décès à l'état civil à toute la population étrangère[46]. C'est également en 1919 que la loi est appuyée par une sanction pénale sévère – l'emprisonnement – pour les citoyens tunisiens n'ayant pas déclaré un décès ou une naissance auprès des services compétents de l'état civil.

Les *mouharrek*[47] ont été très largement sollicités pour convaincre les familles méfiantes de l'intérêt des déclarations à l'état civil. Pour les encourager dans leur tâche, une prime de 1.5 francs leur était accordée pour chaque naissance régulièrement déclarée à l'état civil[48].

Après l'indépendance du pays en 1956, toute une batterie de mesures visant à améliorer la qualité des statistiques de décès fut mise en place. Ainsi, à partir du 18 janvier 1957, la transcription des naissances et des décès des citoyens tunisiens sur les registres d'état civil devient obligatoire sans distinction de nationalité, de religion ou de race.

Quelques mois plus tard, la Loi n°3 du 1er août 1957 rend obligatoire la déclaration des principaux événements démographiques, c'est-à-dire les naissances, les décès et les mariages[49]. Cette date est très importante dans l'histoire de la statistique démographique tunisienne, puisqu'elle a constitué un premier pas dans la lutte contre la mortalité. Comme le dit si bien le démographe français Alfred Sauvy : « C'est du jour où l'on a commencé à compter les décès que l'idée est venue de combattre la mort[50] ».

---

[46] Et notamment les italiens et les maltais

[47] Chef de quartier

[48] Ben Haj Abdelaziz, *La mortalité en Tunisie,* Thèse de Doctorat de 3ème cycle en Démographie, Université de Paris I, Paris, 1990, p. 26

[49] Les divorces font partie des prérogatives des tribunaux

[50] Sauvy Alfred, *Coût et valeur de la vie humaine*, Hermann, Paris, 1977

Cette même loi, dans ses articles 44 (2ème alinéa) et 45 (1er alinéa), stipule que sous peine d'une amende de 3 000 francs et un emprisonnement de 6 jours à 6 mois, aucune inhumation ne peut avoir lieu sans une autorisation sur papier libre de l'officier d'état civil. Il est également précisé que cette autorisation est gratuite. Plusieurs amendements des lois vont ensuite permettre d'améliorer progressivement le système de l'état civil tunisien.

Le 3 juin 1958, le jeune ministère de l'Intérieur tunisien a émis une circulaire auprès de l'ensemble des bureaux d'état civil de la République, leur faisant obligation de transmettre mensuellement aux services statistiques en place une copie de tous les événements démographiques déclarés par les citoyens, et précisant la nature des registres à tenir, ainsi que les modalités pratiques d'inscription de ces événements. Cette même circulaire a également traité le cas délicat des mort-nés. Nous y reviendrons.

En novembre 1964, une loi limite le délai légal d'enregistrement des décès à trois jours ; passé ce délai, le décès ne peut plus être reconnu qu'en vertu d'une décision des tribunaux.

La distance séparant les bureaux d'état civil des citoyens a été également un frein, et non des moindres, à la déclaration systématique des décès. La politique de rapprochement de l'administration locale vers le citoyen a permis l'omniprésence de l'administration, du moins en milieu urbain[51].

En Tunisie, il aura fallu beaucoup de temps à la population urbaine – et davantage encore à celle des campagnes – pour prendre l'habitude de déclarer systématiquement auprès de l'administration civile toutes les naissances, et surtout tous les décès ayant eu lieu au

---

[51] Le taux d'urbanisation est aujourd'hui de 70% en Tunisie

sein des familles. Les décès des enfants ont donc été longtemps plus ou moins occultés.

Puis, une fois que ces événements démographiques ont commencé à être régulièrement déclarés par les populations citadines, il a encore fallu du temps pour que l'administration civile s'organise efficacement pour rassembler, calculer et compiler les registres d'état civil.

Le fonctionnement de l'état civil tunisien, très largement inspiré de celui français, est géré en amont par le ministère de l'Intérieur, dont dépendent les autorités locales, qui collectent les déclarations de décès. En aval, c'est l'Institut National des Statistiques (INS) qui est chargé d'exploiter et publier toutes les statistiques d'état civil, dont les indicateurs de mortalité infantile.

Les statistiques d'état civil concernant la natalité ont longtemps été de meilleure qualité que celles de la mortalité, car l'inscription d'un élève à l'école a toujours été subordonnée à la présentation d'un certificat de naissance. Cela a d'ailleurs fortement encouragé la déclaration des naissances à l'état civil.

Il aura cependant fallu attendre l'année 1975 pour qu'une contrainte similaire soit mise en place par les autorités afin d'encourager la déclaration des décès, du moins dans les communes. Ainsi, l'article 76 de la Loi 75-33 du 14 mai 1975 portant promulgation de la Loi organique des communes établit que seul un officier de l'état civil est habilité à délivrer un permis d'inhumer, sur présentation d'un certificat de décès établi par un médecin.

La déclaration du décès à l'état civil se fait généralement par un proche du décédé, et par le *omda*[52] en milieu rural. Celui-ci dispose d'un carnet à souches sur lequel il mentionne les caractéristiques du décédé et les circonstances de la mort. Par la suite, le *omda* réfère au

[52] Chef de secteur, représentant du ministère de l'Intérieur au plus petit échelon administratif

siège de la délégation dont il dépend, ou aux services municipaux si son service dépend d'un périmètre municipal.

Le délai légal pour la déclaration du décès est de trois jours. Passé ce délai, il faut passer par les tribunaux[53] pour déclarer le décès, même s'il s'agit du décès d'un nouveau-né.

Par ailleurs, avec le développement actuel des moyens de communication et de transport, les populations des villes sont de plus en plus ouvertes aux courants migratoires. Des biais sont alors introduits, car de plus en plus de paysans quittent les zones rurales pour se faire soigner dans les hôpitaux des chefs-lieux de gouvernorat respectifs, qui sont des grandes villes.

En cas de décès, les taux de mortalité urbaine vont être alors artificiellement gonflés au détriment de ceux des zones rurales.

Les statistiques publiées par l'INS sont élaborées à partir des bulletins de décès et naissances qui sont supposés être systématiquement enregistrés auprès des officiers d'état-civil les plus proches du lieu de leur survenance. La fiabilité de ces chiffres est de ce fait étroitement liée au taux d'enregistrement des événements, et ce sont finalement les citoyens eux-mêmes qui sont responsables de la qualité des statistiques nationales.

La sous-déclaration des décès infantiles

De nos jours encore, certaines familles rurales ne déclarent pas complètement et systématiquement les événements démographiques qui les touchent, surtout lorsqu'il s'agit de décès d'enfants en bas âge. En effet, la mort d'un bébé est un événement malheureux, que l'on n'a

---

[53] Hajjem Said, *Le certificat médical de la cause de décès*, Ministère de la Santé, Tunis, 1998, p.14

pas envie de déclarer, que l'on souhaiterait oublier, et sur lequel on peut difficilement s'étendre sans troubler les proches.

De plus, le décès d'un membre de la famille est encore perçu, dans notre société encore très fortement attachée aux valeurs religieuses, comme un acte divin, écrit, imprévisible, et il est mal vu de le déclarer et le décompter en vue d'établir des statistiques et des prévisions.

Par ailleurs, une certaine forme de tabou reste associée au décès du nouveau-né, qui n'a pas encore acquis une personnalité propre, et sera facilement remplacée par un autre enfant.

On peut citer ici l'ethnologue français Pierre Erny, qui écrit : « La mort d'un bébé ne constitue pas une grave perturbation sociale, car aux premiers temps de sa vie il n'appartient pas encore vraiment à la communauté, ni par son statut de personne encore marginale, ni par son utilité dans le travail collectif... Les funérailles sont discrètes, tristes ».

Ainsi, on observe encore, de temps à autre, une omission de déclaration d'une naissance, et surtout d'un décès d'enfants de sexe féminin. Ce phénomène social reflète la sous-valorisation relative de la femme au sein de la société, et qui apparaît dès sa venue au monde, en Tunisie comme dans d'autres pays arabo-musulmans.

L'illégitimité d'une naissance peut aussi inciter à omettre sa déclaration, d'autant plus s'il s'en suit un infanticide, tenu non moins secret. Dans ce cas, le problème ne se pose pas vraiment, d'un point de vue démographique, du moins, car l'événement n'aura été déclaré, ni à l'entrée (naissance), ni à la sortie (infanticide), et tout se passe finalement, au niveau macrosocial, comme si rien ne s'était produit.

La dispersion géographique des foyers et leur éloignement des centres administratifs chargés de l'enregistrement des événements démographiques constituent également un frein à l'obtention de statistiques fiables sur les naissances et les décès infantiles en Tunisie.

Le relief accidenté qui caractérise les villages isolés de l'arrière- pays dans les régions montagneuses du Nord-Ouest, ou dans le Sahara, crée ainsi une autarcie au sein des populations qui y vivent. Dans ces conditions difficiles de déplacement et de communication, de vie même, le devoir civique de déclaration des naissances et des décès infantiles est vite relégué au second plan, pour ne pas dire oublié.

De même, le nomadisme des populations vivant en marge des grandes villes peut entraver les contacts avec les administrations locales sédentaires, et il est alors extrêmement difficile de quantifier leurs évolutions démographiques. C'est le cas, par exemple, des populations nomades du sud saharien.

A la fin des années 1950, le taux de sous-déclaration des décès était très élevé, de l'ordre de 50%. En 1968-1969, les résultats de l'Enquête Nationale Démographique (END) menée par l'INS ont permis de calculer un taux de sous-déclaration des décès de 30%, alors que celui des naissances était proche de zéro.

En milieu rural, le taux de sous-déclaration des décès était très nettement supérieur, de l'ordre de 57%. Cette différence s'explique probablement par l'absence de formalités administratives pour les inhumations hors des communes.

En 1996, l'INS avait estimé le taux de déclaration des décès à un taux bien plus acceptable de 85%. Aujourd'hui, des enquêtes ont permis de suggérer que l'enregistrement des naissances et des décès est presque complet, de l'ordre de 100%[54].

---

[54] Institut National des Statistiques, *Note de synthèse sur l'exhaustivité de l'enregistrement des décès en Tunisie, 2002-2017*, INS, Tunis, 2021 ; Institut

L'autre source majeure pour analyser la mortalité infantile est le travail de terrain.

Les enquêtes

La principale difficulté liée aux enquêtes ayant pour thème la mortalité ou la morbidité infantile réside dans la nature même de l'événement étudié : un décès est un événement que le proche interviewé a envie d'oublier, et il est délicat pour un enquêteur de remuer un passé douloureux. Surtout s'il s'agit d'un *mleyka*[55].

L'historien français Michel Vovelle écrit à ce propos : « L'histoire de la mort est une quête difficile. Plus qu'aucune autre, elle se heurte à la barrière des silences, et lors-même qu'elle se fraie son chemin à travers les témoignages des attitudes humaines, elle doit sans cesse tricher, recourir à des voies obliques et de sources inhabituelles. La confession directe est rare : c'est à la dérobée qu'il faut surprendre les hommes[56] ».

L'enquête peut se présenter de deux manières ; elle peut être à passage unique ou à passages répétés. Dans le premier cas, l'enquêteur va poser des questions rétrospectives afin de reconstituer l'histoire génésique des femmes de plus de quinze ans et avoir des renseignements sur la mortalité de leurs enfants.

Dans les enquêtes à plusieurs passages, l'enquêteur interrogera le même échantillon de population à plusieurs mois d'intervalle, et fera ressortir, par comparaison directe, les événements démographiques survenus dans le ménage durant cet intervalle.

National des Statistiques, *Note de synthèse sur l'exhaustivité de l'enregistrement des naissances en Tunisie, 2000-2018*, INS, Tunis, 2021

[55] Ange. En islam, on considère qu'un enfant décédé devient ipso facto un ange au paradis. C'est l'équivalent du *limbus puerorum* dans la culture chrétienne, qui accueille les âmes des enfants morts avant d'avoir été baptisés

[56] Vovelle Michel, *La mort et l'occident*, Gallimard, Paris, 1983, p.13

Le démographe écossais William Brass avait développé ce type de sondages permettant de collecter des données démographiques en l'absence de sources officielles fiables. Il s'agit en fait de poser des questions sur les enfants nés vivants et ceux qui ont survécu durant les 12 mois précédents la date de l'enquête.

Les premières enquêtes tunisiennes sur la santé infantile avaient été réalisées entre 1881 et 1956[57], mais elles concernaient quasi exclusivement la population française. Même lorsque ces enquêtes étaient menées auprès de l'ensemble de la population, y compris la population « indigène », pour reprendre la terminologie coloniale, les statistiques de chaque ethnie étaient publiées séparément[58].

Par ailleurs, ces enquêtes sanitaires concernaient la seule ville de Tunis, et trahissaient la volonté de l'autorité protectorale de connaître les conséquences des conflits internes et des épidémies sur la santé de la population à contrôler. Les premières véritables enquêtes sur la mortalité infantile ne datent que du milieu des années 1980.

Les enquêtes sur la morbidité et la mortalité réalisées en Tunisie, dont quelques résultats ont servi de base de données pour la réalisation d'une partie de ce travail de recherche, souffrent de nombreuses lacunes, et notamment au niveau méthodologique.

La plupart de ces lacunes sont « standard », dans la mesure où, comme dans toute enquête rétrospective, les résultats sont sujets à des erreurs provenant de réponses totalement ou partiellement erronées. Certaines autres lacunes sont plutôt spécifiques à la culture arabo-musulmane.

---

[57] Période d'occupation française

[58] Les statistiques sanitaires de la population française étaient séparées de celles musulmane, juive ou maltaise

Le choix de l'échantillon de l'enquête est très important, car de son degré de représentativité dépendra la valeur des résultats trouvés sur le terrain. Quand il est question de mortalité infantile ou juvénile, la personne interrogée est généralement la mère, car c'est la personne la plus proche du défunt, celle qui est la plus à même de donner des informations fiables sur les derniers instants de vie du défunt.

Ce choix est judicieux, mais en agissant de la sorte, les lignes de vie des enfants orphelins sont ignorées, puisque pour intégrer l'échantillon il faut avoir le statut de mère. Or, les enfants orphelins sont plus exposés que les autres aux risques de décès prématurés.

Un deuxième problème se pose lorsque des Femmes en Age de Reproduction[59] (FAR) sont interrogées sur leur vie génésique : trop souvent, les informations recueillies concernent les décès d'enfants de mères relativement jeunes, surtout lorsque la période rétrospective est suffisamment longue, 15 ans par exemple. Or, on sait que l'âge à la naissance de la mère est un facteur primordial dans la survie de l'enfant[60], et il serait regrettable d'éliminer du champ de l'enquête les décès d'enfants nés de mères plus âgées.

Par ailleurs, lorsqu'une enquête de santé est rétrospective, c'est à dire que les questions posées portent sur des événements anciens, l'enquêteur risque d'être confronté à des erreurs dues à la défaillance de la mémoire de la personne interrogée. En effet, les quotients de mortalité sont calculés à partir des informations recueillies dans l'historique des naissances des questionnaires.

---

[59] Agées de 15 à 49 ans

[60] Bouhdiba Sofiane, *La mortalité infantile en Tunisie : réalités et perspectives*, Mémoire de DEA de démographie, Faculté des Sciences Humaines et Sociale de Tunis, 1998, pp. 100-102

Les enquêteurs demandent aux femmes si elles avaient déjà donné naissance et dans le cas d'une réponse affirmative, ils leur demandent d'indiquer le nombre de fils et de filles qui vivent avec elles, le nombre de ceux qui vivent ailleurs, et le nombre de ceux qui sont décédés.

Les enquêteurs demandent également un historique détaillé des naissances vivantes des enfants, en suivant un ordre chronologique. Les femmes interrogées doivent préciser si les naissances étaient uniques ou multiples, et pour chaque naissance vivante, on demande le sexe des enfants, la date de naissance et la survie.

Enfin, concernant les enfants encore en vie au moment de l'enquête, l'enquêteur demande l'âge actuel de l'enfant et, pour ceux décédés, l'âge au moment du décès. Autant dire que la mémoire de l'enquêté est particulièrement sollicitée.

L'exemple le plus typique, en matière de mortalité, concerne l'oubli, volontaire ou non, de décès prématurés d'enfants, après une brève période de vie, c'est à dire quelques heures ou quelques jours.

Nous avons souvent eu l'occasion de superviser des enquêtes sur la mortalité infantile dans les campagnes maghrébines et ouest-africaines, et nous avons souvent eu l'occasion de nous rendre compte de l'épaisseur de tels silences. Ils affectent gravement la bonne estimation des indicateurs de mortalité usuels, tels que le taux de mortalité néonatale ou le taux de mortalité infantile.

Les enquêteurs ont parfois bien du mal à obtenir auprès des familles interviewées les véritables âges aux décès des défunts. Cela est particulièrement vrai pour les âges extrêmes de la vie[61]. A titre d'exemple, lors de l'*Enquête*

---

[61] Concernant les personnes âgées, l'imprécision des âges au décès est plutôt due au fait que, l'enregistrement des naissances à l'état civil étant un phénomène relativement récent en Tunisie, le véritable âge des personnes âgées décédées est inconnu. C'est donc un effet de générations qui joue ici.

tunisienne sur la santé de la mère et de l'enfant, réalisée en 1994 par l'ONFP, les enquêteurs étaient dans l'incapacité de connaître "âge exact au décès des enfants, dans 6.6 % des cas.

L'impact de ce type d'erreurs reste relativement réduit lorsque les indicateurs de mortalité – les taux de mortalité par exemple – sont calculés pour des périodes de 10 ou même 5 années.

C'est lorsque l'on essaye d'estimer des indicateurs de mortalité pour des intervalles de temps plus courts, comme par exemple le taux de mortalité infantile ou le taux de mortalité néonatal que la situation se complique, et que les biais deviennent nettement plus importants.

Les enquêtes sur la mortalité infantile en Tunisie révèlent parfois des résultats étonnants, voire suspects, qui trahissent une certaine attirance pour les âges ronds, c'est à dire ceux finissant par zéro (10 ans, 20 ans, 30 ans…) ou encore cinq (5 ans, 15 ans, 25 ans…).

Ce phénomène est ancien et avait été relevé déjà en 1747 par le démographe prussien Johann-Peter Süssmilch, en ces termes : « Ne doit-on pas maintenant en former cette règle que, de la 30ème à la 80ème année, il y a toujours plus de décès aux dixièmes années que dans les précédentes et les suivantes ? ».

L'explication que donne Süssmilch au phénomène n'est cependant guère convaincante, puisqu'il attribue cela aux mystérieux âges climatériques : « Une telle année, ne peut-on donc pas l'appeler avec davantage de certitude une année de degré ou climatérique ? ».

En Tunisie, de nombreuses enquêtes de santé sont biaisées par le penchant à répondre par un chiffre rond. Pra exemple, de nombreuses mères affirment que leur enfant est mort à l'âge de un an. Or, le fait que le décès se soit produit quelques heures avant ou après cet âge symbolique peut faire basculer le phénomène de la catégorie du décès infantile (avant un an) vers celui de la mortalité juvénile (entre un et cinq ans).

Faut-il le rappeler encore une fois, la mort fait partie des événements démographiques considérés comme tabous. Cela est particulièrement vrai dans les campagnes tunisiennes, dans lesquelles la maladie ou la mort sont encore considérées comme des actes divins, et où il est inconvenant d'en parler dans le cadre d'une enquête, car cela serait agir à l'encontre de la volonté d'Allah.

Les revenus des ménages constituent également un tabou, et les enquêteurs ont du mal à obtenir des réponses honnêtes quant aux salaires et autres sources, formelles ou informelles, de revenu, ce qui peut influer sur les catégorisations en termes de classes sociales par exemple[62].

Enfin, dans les sciences humaines et sociales, l'approche qualitative inhérente aux enquêtes de mortalité, peut générer de nombreuses erreurs de compréhension. En effet, toute enquête met en présence deux cadres de référence souvent différents l'un de l'autre, celui de l'enquêteur et celui de l'enquêté. Chaque partie en présence développe sa propre façon de percevoir et diagnostiquer la maladie du nouveau-né, et de définir le concept de santé.

Ainsi, le simple fait de demander à une mère de juger de la sévérité d'un épisode diarrhéique est une entreprise hasardeuse, car fortement subjective. Une même situation morbide sera considérée comme critique par une mère, et sans gravité par une autre.

Cette présentation, brève mais exhaustive, des sources de la mortalité infantile en Tunisie, montre l'existence de nombreuses défaillances, qui rendent parfois difficile le travail du chercheur. La qualité médiocre des sources de

---

[62] En Tunisie, l'Organisation Internationale du Travail estime le poids de l'économie informelle à 30%, et celui de l'emploi informel à 44%

données en matière de mortalité nous a amené à admettre l'existence dramatique de « dark numbers[63] », cette énorme masse d'informations erronées concernant les décès[64].

Malgré tout, les enquêtes permettent d'obtenir des renseignements qualitatifs concernant la mortalité infantile. En effet, elles permettent de collecter des informations à trois niveaux. D'abord, en ce qui concerne l'enfant décédé : circonstances détaillées de l'accouchement, lieu de naissance, assistance médicale, rang de naissance, poids, sexe…

On peut également collecter des données socioculturelles sur l'environnement immédiat de l'enfant : catégorie socioprofessionnelle du père, niveau d'instruction de la mère, caractéristiques du logement, habitudes alimentaires, âge au sevrage…

Enfin, une enquête correctement réalisée peut nous renseigner sur l'état de l'infrastructure environnant le foyer : existence et éloignement des centres de maternité, degrés de pollution de l'air, disponibilité et qualité de l'eau, présence ou non de sanitaires à domicile…

Aujourd'hui, tout chercheur qui se penche sur les questions de mortalité en retrouvera l'ombre maléfique tout au long de son travail de recherche documentaire. Nous tenterons malgré tout de mener une réflexion de la manière la plus rigoureuse possible sur la mortalité infantile en Tunisie.

---

[63] Le concept de « dark number », ou chiffre noir, avait été à l'origine développé par le criminologue et procureur japonais Oba

[64] Bouhdiba Abdelwahab, *Criminalité et changements sociaux en Tunisie*, CERES, Tunis, 1965, p.16 ; voir également Seelig Ernest, *Traité de criminologie*, Presses Universitaires de France, Paris, 1956, p.199

Deuxième partie
LA MORTALITE INFANTILE EN TUNISIE

Après avoir posé brièvement les bases théoriques et méthodologiques de notre travail de recherche, il convient à présent d'entrer dans le vif du sujet en examinant les statistiques les plus récentes relatives à la mortalité infantile et néonatale en Tunisie.

Rappelons ici que le niveau de la mortalité globale d'un pays est défini en grande partie en fonction de sa mortalité infantile, puisqu'une partie des décès pris au numérateur du taux de mortalité général concerne les enfants décédés avant leur premier anniversaire. Ainsi, un taux de mortalité infantile élevé tire vers le haut le taux de mortalité globale.

La Tunisie étant un pays jeune, on peut donner raison au géographe français Pierre Georges qui écrivait : « Encore un paradoxe démographique : les pays ou les moins de quinze ans représentent la plus forte proportion de la population totale sont ceux où le plus d'enfants meurent avant d'avoir atteint quinze ans…

C'est pourquoi une action efficace sur la mortalité infantile et celle des jeunes dans les pays sous-développés provoque les plus brusques expansions de population[65] ».

Après une approche différentielle du phénomène, en fonction de critères sociodémographique tels que le sexe, l'âge, le milieu, le gouvernorat de résidence... nous engagerons une réflexion étiologique, qui nous amènera à explorer les causes et déterminants majeurs du décès des enfants tunisiens.

Cela devrait alors nous permettre de vérifier si la Tunisie a, à l'instar des pays industrialisés, suivi le modèle de transition épidémiologique mis au point par le démographe Abderrahmen Omrane au début des années 1970.

---

[65] Georges Pierre, *Population et peuplement*, Presses Universitaires de France, Paris, 1969

Chapitre IV
LA MORTALITE INFANTILE EN TUNISIE

Fort heureusement, le système d'état civil, introduit en 1881 par la colonisation française, fonctionne bien en Tunisie. Il est complété par un recensement décennal conduit régulièrement depuis plus d'un siècle.

Cet arsenal statistique nous permet de disposer aujourd'hui d'une base de données fiable pour analyser l'évolution de la mortalité infantile et, dans une moindre mesure la mortalité néonatale.

La mortalité infantile

Le graphique ci-dessous synthétise l'évolution du taux de mortalité infantile depuis les années 1940 :

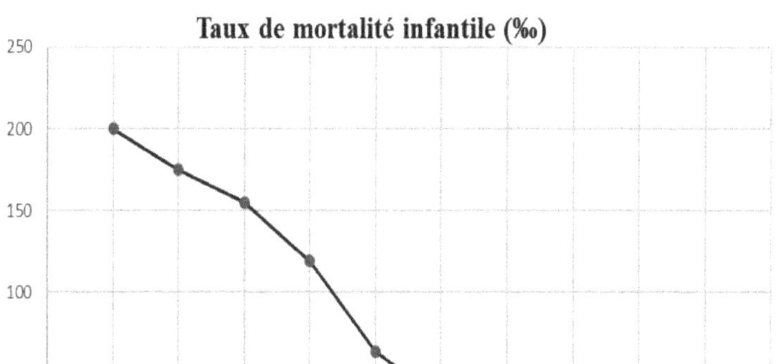

(Source : Institut National des Statistiques)

Les taux de mortalité infantile des années 1940 avaient atteint des valeurs très élevées dans le protectorat tunisien, atteignant même des pics de plus de 200% en 1943-1944. Ces taux étaient extrêmement forts et n'ont été dépassés, durant la même période, que par certains pays encore plus misérables d'Europe orientale, tels la Pologne, la Roumanie, la Bulgarie ou la Hongrie[66].

Ces chiffres alarmants s'expliquaient essentiellement par les privations et les hostilités dues à la guerre, et par la pénurie d'aliments de base et de médicaments qui caractérisaient le pays en cette période de troubles, ainsi que par l'hygiène exécrable et le difficile accès à une eau potable de qualité.

Des situations exceptionnelles, qui réapparaissent aujourd'hui de temps à autre, au gré des catastrophes climatiques et des conflits. On retrouve ainsi des taux de mortalité infantile de ce niveau effroyable à Gaza, ou lors du tremblement de terre de Marrakech[67]. La mortalité infantile dans les grandes villes du protectorat est aggravée par une situation climatique non moins exceptionnelle, puisqu'une série d'étés caniculaires avaient été à l'origine de nombreux cas de gastro-entérite.

Les taux de mortalité infantile commencent ensuite à baisser très rapidement en Tunisie, les épidémies se sont faisant moins longues et moins meurtrières, et les famines moins catastrophiques.

Dans les régions sahariennes du sud, un état de disette quasi permanent continue toutefois à affaiblir les plus jeunes et favorise la propagation de la fièvre récurrente, qui fauche encore à cette époque des générations entières de nouveau-nés.

---

[66] Seklani Mahmoud, *La mortalité et le coût de la santé publique en Tunisie*, Université de Paris, France, 1966

[67] Le 8 septembre 2023, les provinces montagneuses d'al Haouz et de Taroudant sont ravagée par un tremblement de terre d'une magnitude de 6.9 sur l'échelle de Richter, avec un bilan de près de 3 000 morts, 6 000 blessés et une explosion de la mortalité infantile

Ce n'est que vers la fin des années 1980 que la courbe de la mortalité infantile commence enfin à se stabiliser. A partir des années 2010, les gains de mortalité deviennent imperceptibles. Aujourd'hui, le taux de mortalité infantile est de 14‰, la cible ODD[68] à l'horizon 2030 étant établie à 7‰.

L'objectif nous semble bien ambitieux, car la « roche tendre[69] » des maladies infectieuses et parasitaires a été plus ou moins creusée, et il s'agit à présent de s'attaquer à la « roche dure » des malformations congénitales. Nous y reviendrons, en tentant de vérifier l'hypothèse de la transition épidémiologique.

La mortinatalité

La mortinatalité désigne les enfants nés sans vie au bout de six mois de grossesse. Lorsque l'embryon ou le fœtus est expulsé ou extrait du corps de la mère avant le 6ème mois de grossesse, il ne s'agit plus de mortinaissance, mais plutôt d'un avortement ou d'une fausse couche. Nous nous situons donc ici aux frontières entre la vie et la mort.

Le graphique ci-dessous représente l'évolution de la mortinatalité en Tunisie depuis les années 1940 :

---

[68] Les Objectifs du Millénaire pour le Développement (OMD) des Nations Unies, parmi lesquels on compte la réduction de la mortalité infantile et l'amélioration de la santé maternelle, passeront le relais aux Objectifs du Développement Durable (ODD) en septembre 2015, avec effet à l'horizon 2030

[69] Bourgeois-Pichat Jean, *Essai sur la mortalité biologique de l'homme*, in *Population* volume 7, n°3, Paris, 1952, pp. 381-394

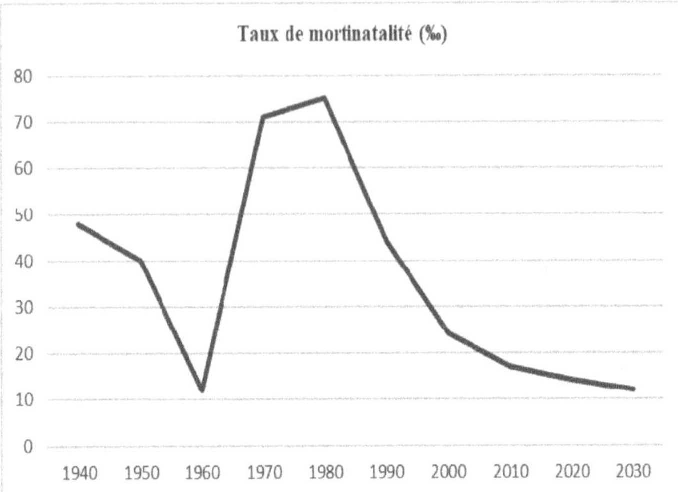

(Source : Institut National des Statistiques)

Il peut sembler étonnant, à priori, de constater que, après une chute de la mortinatalité depuis les années 1940, le taux de mortinatalité augmente à nouveau à partir des années 1960. On peut avancer l'hypothèse que, depuis l'indépendance du pays, l'amélioration de la collecte des données a révélé une situation plus réaliste, avec notamment la comptabilisation de nombreux cas de mortalité infantile dans la catégorie des mort-nés.

Le fléchissement de la mortinatalité dans la jeune Tunisie indépendante s'explique également par un recul des causes de décès prématurées, et en particulier la syphilis, les accouchements négligés, ainsi que les maladies endémiques, telles que le paludisme et la fièvre récurrente[70].

[70] Seklani Mahmoud *La mortalité et le coût de la santé publique en Tunisie*, Université de Paris, France, 1966

Mortalité infantile et vieillissement de la population

C'est à l'occasion du recensement de 1966 que les premiers signes du vieillissement de la population tunisienne ont commencé à se manifester. Ainsi, après le recul de la part des seniors entre 1946 et 1956, on constate pour la première fois une augmentation relative des personnes âgées de plus de 60 ans.

S'il fallait définir un Oméga au vieillissement démographique en Tunisie, c'est donc bien l'année 1956 qu'il faudrait retenir : en même temps qu'elle a acquis son indépendance, la jeune République va discrètement entamer un long et inéluctable cycle de vieillissement[71].

Plusieurs raisons à cela : d'abord, le baby-boom consécutif à l'après-guerre commence à s'essouffler au bout de dix ans[72]. Par ailleurs, la Tunisie recevra en héritage de la France coloniale une médecine pastorienne efficace, qui tranchera avec les pratiques empiriques, parfois efficaces, souvent nuisibles.

Concrètement, les « médecins du bled » auront su contrôler et réduire la mortalité infantile puis générale, notamment au travers de la vulgarisation de la vaccination, jusqu'au plus profond des campagnes misérables[73].

Paradoxalement, la chute de la mortalité infantile entraîne un vieillissement de la population tunisienne. En effet, la survie systématique des enfants dans les foyers entraîne une baisse inattendue la fécondité, puisque les parents n'ont plus l'obligation de prévoir des naissances additionnelles pour compenser la mortalité infantile. « Bay

---

[71] Certains démographes retiennent l'année 1999 comme date d'entrée dans le cycle de vieillissement, car c'est à ce moment que la part des seniors dans la population égale celle des enfants de moins de cinq ans, autour de 9%

[72] Tout est relatif : la fécondité dans les années 1960 est encore de six enfants par femme, et certainement bien plus en milieu rural

[73] Bouhdiba Sofiane, *Médecin du bled. Sur les pas du médecin de colonie dans le Protectorat tunisien (1881-1956)*, L'Harmattan, Paris, 2013

el agreb[74] » n'a plus sa raison d'être, sauf peut-être dans quelques villages misérables du Grand Sud.

Enfin, après les disettes cycliques des terribles années de guerre mondiale, les paysans tunisiens mangent un peu mieux, ils commencent à adopter des habitudes d'hygiène venues d'outre-mer, et l'espérance de vie à la naissance commence pour la première fois à amorcer un mouvement à la hausse.

Le milieu

En 1958, le taux de mortalité infantile était de 81.2‰ en milieu urbain, et seulement 18.8‰ dans les campagnes[75]. Aujourd'hui, le rapport s'est littéralement inversé, puisque le TMI est désormais de 11‰ dans les villes, et 19‰ en milieu rural. Il peut paraître étonnant, de prime abord, d'observer, jusqu'en 1975 – à cette date, les taux de mortalité sont à peu près équivalents tous milieux confondus, de l'ordre de 50‰ – une mortalité infantile plus favorable dans les campagnes que dans les villes tunisiennes.

Cela s'explique probablement par la meilleure qualité des statistiques de décès fournies par l'état civil en milieu urbain. Depuis le milieu des années 1980, avec l'amélioration de la qualité de l'état civil sur l'ensemble du territoire tunisien, le monde rural est désormais en mesure d'offrir un visage bien plus conforme à la réalité.

En effet, du fait de la sous-déclaration récurrente des décès infantiles qui caractérisait les campagnes, de

[74] « La part du scorpion » : autrefois, on prévoyait une ou deux « naissances de remplacement », car on tenait compte des décès des enfants piqués par les scorpions, animal qui fut longtemps commensal en Tunisie, même au cœur des villes. La pratique subsiste encore aujourd'hui dans quelques poches de surfécondité rurale, dans le gouvernorat de Gafsa notamment (Centre Ouest du pays)
[75] INS

nombreux décès infantiles ayant lieu au fond du Sahara ou dans les montagnes de Kroumirie, échappaient systématiquement du calcul officiel des taux de mortalité infantile.

Par ailleurs, une partie des décès d'enfants résidant habituellement dans les campagnes est comptabilisée d'une manière inappropriée en milieu urbain : il s'agit des cas d'enfants ruraux soignés et décédés dans les centres de soins implantés dans les grandes villes du pays. Cela correspond en général aux cas les plus difficiles, durant lesquels les enfants malades sont transférés vers l'hôpital régional du chef-lieu de gouvernorat le plus proche.

A partir de 1985, l'écart entre les taux de mortalité infantile dans les deux milieux ne cesse de se creuser au profit du monde urbain. Cela est dû, encore une fois, à l'amélioration de la collecte des statistiques de mortalité infantile en milieu rural. On sent alors pleinement l'effet d'une meilleure infrastructure sanitaire, une alimentation plus saine, et une meilleure hygiène de vie dans les villes tunisiennes.

La mortalité infantile selon le gouvernorat

A partir des données de l'INS et de nos propres estimations, un peu pessimistes, nous avons regroupé dans le tableau ci-dessous les taux de mortalité infantile corrigés[76] selon les 24 gouvernorats pour l'année 2023 :

---

[76] Nous avons tenu compte des taux de sous-déclaration des naissances et des décès, qui varient en fonction des régions

Taux de mortalité infantile par gouvernorat (‰), Tunisie, 2023

Gouvernorat	TMI (‰)
Tunis	8.8
Ariana	9.9
Ben Arous	9.2
La Manouba	9.4
Nabeul	11.6
Zaghouan	15.1
Bizerte	11.7
Béja	14.5
Jendouba	14
Le Kef	15.3
Siliana	19.2
Kairouan	16.6
Kasserine	17.7
Sidi Bouzid	14.7
Sousse	9.8
Monastir	10.2
Mahdia	12.7
Sfax	10.6
Gafsa	16.7
Tozeur	15.2
Kébili	18.3
Gabès	14.7
Médenine	15.7
Tataouine	16.2
Tunisie	**13**

(Source : Estimation de l'auteur à partir des données de l'INS)

Pour l'année 2023, nous constatons nettement la présence de deux groupes de gouvernorats : le premier regroupe les gouvernorats affichant des taux de mortalité infantile supérieurs à la moyenne nationale, soit 13‰. Il s'agit du grand Sud et des régions rurales enclavées du Centre et du Nord-ouest.

Le deuxième groupe régional comprend les gouvernorats présentant des taux de mortalité infantile inférieurs à 13‰. On y retrouve en premier lieu les régions littorales du pays. Cette nette dichotomie géographique traduit les différences de niveau de vie entre « deux Tunisie ».

« Un enfant, deux Tunisie » était d'ailleurs le curieux titre d'un ouvrage des pédiatres Béchir Hamza, Naima Ben Aicha et Nébiha Gueddana, paru en 1989[77], et qui soulignait la persistance de graves inégalités de santé infantile entre le littoral soutenu par le tourisme et le commerce international, et l'intérieur du pays, bien plus misérable.

Nous avons repris ci-dessous une carte présentant en clair les gouvernorats affichant un taux de mortalité infantile inférieur à la moyenne nationale :

[77] Hamza Béchir, Ben Aicha Naima, Gueddana Nébiha *Un enfant, deux Tunisie*, Ministère de la Santé publique, Tunis, 1989

Taux de mortalité infantile selon le gouvernorat, 2023

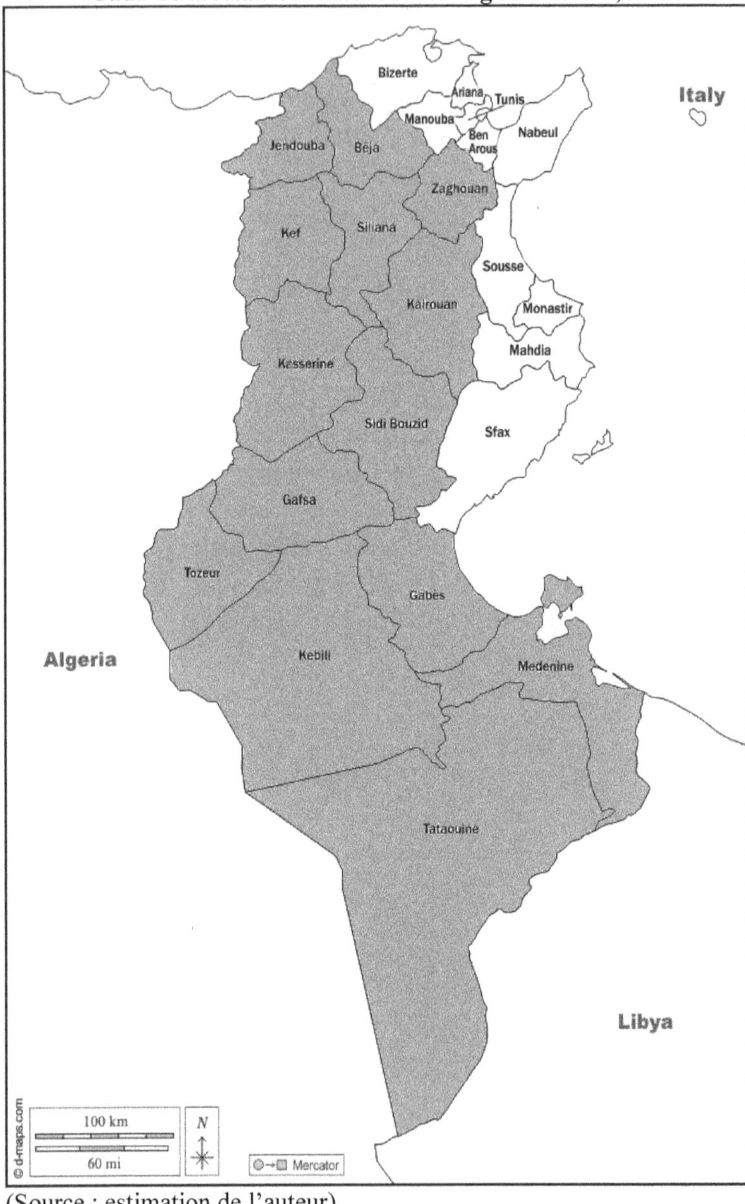

(Source : estimation de l'auteur)

Nous constatons sur cette carte que les gouvernorats accusant les taux de mortalité infantile les plus bas sont ceux des régions du Nord et ceux qui longent les côtes, qui connaissent les infrastructures sanitaires les plus développées, et dans lesquels l'accès aux centres publics ou privés de maternité et de pédiatrie, voire de néonatologie est le plus facile.

Par ailleurs, le niveau de vie dans ces gouvernorats côtiers est nettement plus élevé qu'ailleurs. En effet, ces régions ont connu, depuis l'indépendance, un essor économique relativement important, basé sur une industrie textile et touristique balnéaire qui y a drainé des capitaux importants, et il s'en est suivi une redistribution des richesses nationales au profit de ces populations.

Et qui dit élévation du niveau de vie, dit accès à la grande majorité des enfants à une hygiène de vie et une alimentation plus saines, tous deux facteurs déterminants dans la survie du nouveau-né.

C'est d'ailleurs dans les grandes villes solvables – Tunis et sa banlieue, Sousse et Sfax – que vont se concentrer les cliniques privées équipées de technologies de pointe.

n peut évoquer aussi le climat de type méditerranéen qui caractérise ces régions côtières, et qui est nettement plus doux que celui des régions sahariennes du sud tunisien ou des régions continentales froides des steppes du Nord-Ouest et du centre-nord. En effet, comme on le verra plus loin, le climat a une influence déterminante sur le niveau de la mortalité infantile.

Cette carte indique également que les gouvernorats de la bande s'étendant du Nord-Ouest au sud du pays, en passant par le centre-ouest, accuse les taux de mortalité infantile les plus élevés. Il s'agit là des gouvernorats économiquement moins avancés, où la couverture médicale et paramédicale est moins bonne qu'ailleurs.

Le genre, un modèle universel ?

Le genre constitue un critère de différenciation particulièrement marqué en matière de mortalité, et plus spécifiquement lorsqu'il s'agit des décès infantiles. En effet, les deux sexes semblent soumis, dès les premiers moments de vie, à des lois de mortalité différentes, du fait de différences génétiques, mais également de différences sociales, culturelles et économiques qui existent entre les garçons et les filles.

Ces différences se traduisent par des comportements différents, et finalement par une inégale exposition aux risques de mortalité.

Il est généralement admis, et de nombreuses études l'ont largement démontré, que les femmes vivent plus longtemps que les hommes, ce qui se traduit par une espérance de vie à la naissance féminine plus longue, avec à la clé une surmortalité générale des hommes supérieure à celle des femmes[78].

En fait, tout commence dès la naissance. Le démographe américain David Shapiro avait même démontré, au début des années 1950, l'existence d'une surmortalité masculine intra-utérine. Ses travaux[79] avaient abouti à la conclusion qu'il y aurait jusqu'à 140 conceptions masculines pour 100 féminines.

Or, quand on sait que le ratio de masculinité à la naissance est invariablement de 1.05[80], cela signifie que,

---

[78] Bouhdiba Sofiane, *La mortalité infantile en Tunisie : réalités et perspectives*, Mémoire de DEA de démographie, Faculté des Sciences Humaines et Sociale de Tunis, 1998 ; Bouhdiba Sofiane, *La mortalité urbaine en Tunisie*, Centre de Publication Universitaire, Tunis, 2012

[79] Shapiro David, *Comparison of prematurity and perinatal mortality in a general population*, Etats-Unis, 1958, pp. 170-187

[80] Il nait 5% de garçons de plus que de filles. Phénomène universellement observé quoique resté sans explication convaincante

entre la conception et la naissance d'un être humain, une sélection est déjà opérée.

Une observation plus approfondie a néanmoins montré que la surmortalité masculine varie avec l'âge, atteignant des maxima en période néonatale puis durant l'adolescence. Ainsi, si les bébés de sexe féminin semblent plus résistants, en revanche la surmortalité masculine, généralement observée autour de 18-25 ans, est due à des causes exogènes, telles que la mortalité routière, les accidents du travail, l'alcoolisme, et d'une manière générale un comportement masculin engendrant plus de risques[81].

Historiquement, les plus forts écarts de mortalité entre sexes ont existé en Russie et en France, comme le soulignent Henry Leridon et Laurent Toulemon : « L'écart entre la mortalité masculine et la mortalité féminine n'a cessé de se creuser, en France, depuis le début du siècle, et il s'est stabilisé depuis une dizaine d'années, la différence d'espérance de vie dépassant 8 ans (e0=73.7 ans pour les hommes et 81.8 ans pour les femmes en 1994).

C'est l'un des plus élevés que l'on connaisse, la Russie détenant le record avec 13 ans en 1994. La surmortalité masculine se manifeste surtout vers 20-25 ans et vers 60-65 ans ; en France, c'est le second maximum qui est anormalement élevé, en raison du poids des maladies de l'appareil respiratoire (souvent liées à la consommation du tabac), des accidents cardiaques et de l'alcoolisme[82] ».

Plus près de nous, certains auteurs, dont le démographe belge Dominique Tabutin[83], avaient au contraire relevé

---

[81] Bouhdiba Sofiane, *La mortalité urbaine en Tunisie*, Centre de Publication Universitaire, Tunis, 2012

[82] Leridon Henry et Toulemon Laurent, *Démographie, approche statistique et dynamique des populations*, Economica, Paris, 1997, p. 274

[83] Tabutin Dominique, *La surmortalité féminine en Afrique du nord*, in *Population* n°4, Institut National d'Etudes Démographique, Paris,1991, pp. 836-841

durant les années 1970-1980 une surmortalité des petites filles dans les pays du Maghreb.

Ce dernier avait avancé l'hypothèse selon laquelle la préférence accordée aux bébés de sexe masculin, et qui se traduit par de meilleurs soins et une alimentation plus équilibrée, compenserait très largement les effets de la nature. L'idée – infondée – que l'islam favoriserait les garçons par rapport aux filles n'a pas fini de faire couler de l'encre[84].

On peut alors se demander ce qu'il en est en Tunisie, et vérifier si les enfants d'un sexe déterminé seraient plus ou moins exposés que les autres au risque de décéder avant leur premier anniversaire. Le graphique ci-dessous nous révèle quelques éléments de réponse :

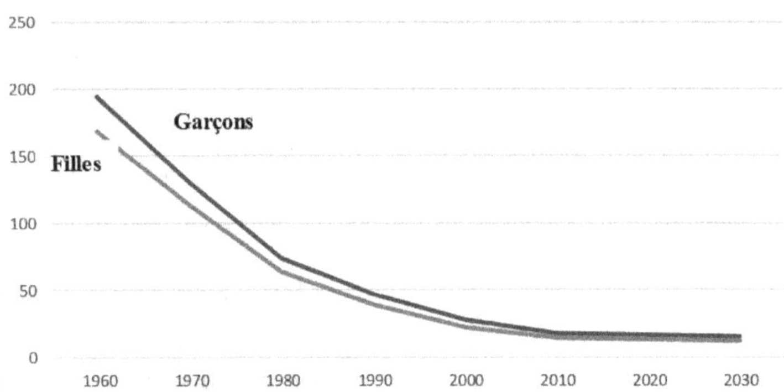

(Source : Institut National des Statistiques)

Le graphique indique une nette surmortalité infantile masculine qui semble reculer progressivement depuis les années 1960. Globalement, le ratio de surmasculinité des décès infantiles est d'environ 1.2, c'est-à-dire que le risque

[84] Lacoste-Dujardin Camille, *Femmes en Islam*, in *L'état des religions dans le monde*, Le Cerf, Paris, 1987, pp. 568-570 ; voir également Pelletier Renée et Gaudio Attilio, *Femmes d'Islam ou le sexe interdit*, Denoël, Paris, 1983

pour un nouveau de décéder est supérieur de 20% s'il s'agit d'un garçon.

Cette surmortalité infantile masculine s'explique essentiellement par une meilleure constitution biologique de la petite fille qui vient de naître. A tous les âges[85], la surmortalité infantile masculine persiste.

Cependant, on constate également que la différence entre les sexes recule à mesure que le nouveau-né grandit : à la naissance, un petit garçon est beaucoup plus exposé au risque de mourir qu'une petite fille. Mais, dès que l'on sort de la période de mortalité endogène, c'est à dire au-delà du premier mois de vie, l'écart entre les deux sexes, s'il persiste encore, tend à diminuer.

Il semble ainsi que, à la naissance, l'enfant de sexe masculin ait une constitution génétique qui le handicape face à celle des petites filles, apparemment plus robustes.

Par contre, le fait que l'écart de surmortalité masculine tende à baisser lorsque l'on entre dans une phase de mortalité exogène s'explique par un comportement social différentiel des familles vis à vis du bébé en fonction de son sexe, et qui se traduit, dans la réalité des faits, par des soins, une éducation, une hygiène et même une nutrition, qui défavorisent encore de nos jours, dans les régions de l'arrière-pays, le nouveau-né de sexe féminin.

Nous avons ainsi constaté, au travers de travaux de terrain qualitatifs, que les familles forestières vivant dans les régions transfrontalières du Nord-ouest par exemple, consultent plus rapidement un médecin lorsque le nouveau-né malade est un garçon, alors que s'il s'agit d'une fille, ma foi on préfère « attendre que ça passe ».

[85] En mois, étant entendu que nous restons avant le premier anniversaire

Notons pour finir que cette surmortalité masculine équilibre quelque peu la surmasculinité des naissances, qui est de 1.05[86].

86 Autrement dit, il nait 5% de garçons de plus que de filles. Phénomène inexpliqué mais universel

Chapitre V
LES CAUSES DE DECES INFANTILES EN TUNISIE

Connaître la cause d'un décès revêt une importance particulière. Cela est peut-être dû au mystère qui l'entoure, comme le suggère Edgar Morin : « Aussi le problème le plus passionnant, et plus mystérieux encore que celui, en voie de résolution, de l'origine de la vie, est bien celui de l'origine de la mort[87] ».

Après avoir observé l'évolution des décès infantiles en Tunisie, selon quelques critères démographiques, géographiques, économiques, sociaux… il convient à présent d'affiner l'analyse en tentant de passer du *quo modo* au *cur*, des circonstances au pourquoi des choses.

Il ne s'agira plus alors simplement d'observer les indicateurs courants de mortalité, mais bien de tenter de comprendre, à travers des sources officielles, et parfois informelles ou saisies « à la dérobée », pour reprendre l'expression de Michel Vovelle[88], les raisons pour lesquelles un tout jeune enfant passe de vie à trépas.

La transition épidémiologique

La plupart des pays développés ont connu depuis la fin de la 2nde guerre mondiale une quasi-disparition des pathologies infectieuses et parasitaires. L'éradication de fléaux millénaires tels que la peste, le choléra ou plus

[87] Morin Edgar, *L'Homme et la Mort*, Points, Paris, 1976. p.332
[88] Vovelle Michel, *La mort et l'occident*, Gallimard, Paris, 1983, p.13

récemment la variole[89] aura certainement été l'une des plus grandes victoires médicales de l'Homme moderne.

De nouvelles causes de décès, non moins redoutables, sont néanmoins apparues : ce sont les pathologies dites « *sociales* », car iatrogènes, créées de toutes pièces par l'Homme, du fait de son comportement dans la société. Les accidents de la route ou les pathologies cardio-vasculaires en sont des exemples typiques.

Ce changement opéré dans la structure par cause des décès au sein de nombreuses populations dans le monde est désigné sous l'expression « transition épidémiologique ».

Notre ambition est de tenter de comprendre, à travers l'observation de l'évolution des causes de décès infantile en Tunisie, ce qu'il en a été de cette transition, qualifiée parfois aussi de *sanitaire*.

Deux phénomènes totalement différents peuvent être à l'origine de cette modification du profil pathologique de la population des enfants de moins de un an : le premier, qui vient naturellement à l'esprit, est l'évolution des comportements et du mode de vie des familles, ainsi que les retombées de la modernisation sur l'environnement.

Le deuxième phénomène en jeu est l'amélioration de la précision du diagnostic médical et de l'autopsie, fruits de la modernisation du plateau technique médical, ainsi que l'augmentation des effectifs de médecins hyper-spécialistes. Certains auteurs vont même jusqu'à qualifier la transition épidémiologique de « production sociale[90] », en ce sens que l'environnement scientifique et médiatique, et notamment en milieu urbain, ne fait finalement que révéler et mettre en valeur un phénomène qui existait déjà.

---

[89] Le 9 décembre 1979, une commission mondiale de l'OMS certifie que la variole a été éradiquée

[90] Chaline Claude et Dubois-Mary Jocelyne, *La ville et ses dangers*, Masson, Paris, 1994, p. 2

En 1971, l'épidémiologiste Abderrahmen Omran avait publié une étude fondamentale exposant sa théorie de la transition épidémiologique[91]. Selon Omran, les maladies infectieuses et parasitaires, ainsi que les maladies de carence, représentaient la principale cause de décès dans le monde, puis ont fortement reculé, et même disparu dans certaines contrées du globe, pour laisser la place à de « nouvelles » pathologies.

A propos de ces pathologies nouvelles, le géographe français Henri Picheral précise que « Elles ne sont nouvelles que parce qu'elles ne surviennent et ne tuent qu'à partir d'un certain âge.

Paradoxalement, c'est l'augmentation de l'espérance de vie qui a révélé ces causes de décès ! Auparavant, on mourait jeune, avant même que ces maladies n'aient eu le temps de se développer[92] ».

Le qualificatif « nouvelles » est certes sujet à critique, car la question qui pourrait se poser à ce niveau de la réflexion est la suivante : s'agit-il réellement de *nouvelles* causes de décès ?

Les cancers existaient depuis l'antiquité, mais l'état de la médecine ne permettait pas de les diagnostiquer comme tels. Avons-nous la preuve, par exemple, que la terrible maladie qui terrassa Saint Louis n'était pas en réalité un insidieux cancer ?

Toujours est-il que le concept de transition épidémiologique d'Omran[93], qui sera repris par les gérontologues américains Jay Olshansky et Brian Ault en

---

[91] Omran Abderrahmen, *The epidemiologic transition : a theory of the epidemiology of population change,* in *The Milbank memorial fund quarterly,* n°49/4, 1979, pp. 509-538

[92] Picheral Henri, *Géographie de la transition épidémiologique*, in *Annales de géographie* n°546, Armand Collin, Paris, 1989

[93] Omran Abderrahmen, *The epidemiologic transition : a theory of the epidemiology of population change,* in *The Milbank memorial fund quarterly,* n°49/4, 1979, pp. 509-538

1986, puis par le démographe français Jacques Vallin en 1993, comporte trois phases principales. Tout commence par la phase initiale, « the age of pestilence and famine » : la majorité des décès sont causés par les maladies de carence et les maladies infectieuses et parasitaires.

C'est l'époque des épidémies meurtrières « capables d'enrichir l'Achéron en un seul jour » et des grandes famines qui ont servi de toile de fond à toute une littérature médiévale ; la mortalité est élevée et l'espérance de vie courte. Cette situation a prévalu jusqu'à l'avènement de la révolution industrielle.

C'est alors qu'est apparue la Phase de transition épidémiologique, « age of receeding pandemics », durant laquelle il y a eu une régression des indicateurs de mortalité, mais surtout un recul des maladies infectieuses et parasitaires en faveur des maladies dégénératives telles que les tumeurs, les cardiopathies ou le diabète.

Enfin, il y a eu ce qu'Omran avait désigné sous l'expression de « phase finale », ou « age of degenerative and man-made diseases ». Durant cette étape décisive, parallèlement à l'augmentation de l'espérance de vie, les maladies chroniques et iatrogènes, avec en tête les pathologies cardio-vasculaires et les cancers, représentent désormais les principales causes de décès. Cette phase a été observée au début des années 1960 dans la plupart des pays industrialisés.

Des pays limitrophes peuvent se situer à différentes phases de la transition épidémiologique. A l'intérieur même d'un pays, des situations épidémiologiques divergentes flagrantes peuvent coexister. Henri Picheral va même plus loin, en écrivant : « Dans une même ville, on peut trouver, côte à côte, d'un quartier à l'autre, toutes les phases de la transition épidémiologique, accolées dans l'espace, décalées dans le temps[94] ».

Une quatrième phase, désignée sous l'expression « age of delayed degenerative diseases », dominée par les maladies dégénératives aux âges élevés, a été introduite dans ce modèle par Olshanky et Ault en 1986[95]. Elle correspond à la situation sanitaire prévalant aujourd'hui dans les pays du Nord.

Ces sociétés, ayant bénéficié d'un progrès médical sans précédent, connaissent aujourd'hui un double mouvement de recul de la mortalité par maladies chroniques qui caractérisait la phase précédente : une diminution pure et simple des taux de mortalité par maladies chroniques d'abord, mais également un retard de leur apparition puisque ces maladies se déclarent désormais à un âge de plus en plus avancé.

Le démographe français Jean-Marie Robine pousse les limites plus loin encore en évoquant une cinquième phase, « le temps des limites » : « Cette phase [la quatrième] s'achèvera sûrement un jour avec l'avènement d'une nouvelle phase. S'agira-t-il du « Temps des Limites » ou d'autre chose, nous n'en savons rien. Mais aujourd'hui, tout à l'exploration de son territoire, l'homme découvre des étapes imprévues comme celles que l'on peut vivre entre 110 et 120 ans[96] ».

La plupart des pays industrialisés se situent actuellement à la fin de la 3ème et au début de la 4ème phase,

---

[94] Picheral Henri, *Géographie de la transition épidémiologique*, in *Annales de géographie* n°546, Armand Collin, Paris, 1989

[95] Ault Brian et Olshansky Jay, *The fourth stage of the epidemiologic transition : the age of delayed degenerative diseases*, in *The Milbank memorial fund quarterly* n° 64/3, 1986, pp. 355-391

[96] Robine Jean-Marie, *L'évolution de la distribution des durées de vie individuelles*, in *Actes du colloque « Vivre plus longtemps, avoir moins d'enfants : quelles implications ?*, Presses Universitaires de France, Paris, 2002, p. 179

à des stades plus ou moins avancés. Les Européens, avec à leur tête les Britanniques, ont entamé la première phase vers le milieu du XIXème siècle, puis les Nord-américains et les Australiens les ont rejoints à la fin du XIXème siècle, suivis enfin par les Japonais vers le milieu du XXème siècle.

L'un des objectifs de ce travail de recherches sera, précisément, de situer le cas de la Tunisie dans ce modèle, à travers un examen approfondi de l'évolution de la structure par cause des décès urbains.

La cause du décès infantile

L'histoire statistique de la mortalité tunisienne a accusé un retard important, puisque la mise en place d'un registre des causes de décès ne date que des années 1990. Il faut reconnaître que les nations européennes connaissent une large avance dans ce domaine.

En attestaient les « chercheuses » de Londres, ces femmes d'un certain âge, souvent recrutées parmi d'anciennes matrones, et qui parcouraient les villes de la capitale anglaise dès 1623, recueillant des informations sur les causes et les circonstances précises des décès

Durant une bonne partie de son histoire, l'Homme a accepté la mort avec résignation, et de ce fait la question de la cause de décès a longtemps été occultée par l'attribution de la mort à la providence, comme en atteste le démographe belge Eric Vilquin : « La naissance, la maladie et la mort avaient toujours été l'affaire exclusive de la providence[97] ».

---

[97] Vilquin Eric, *La naissance de la démographie* », in *Population et famille* n° 39(3), Paris, 1976, p. 149 ; voir également Ariès Philippe, *Attitudes devant la vie et devant la mort du XVIIème au XIXème siècle*, in *Population* n° 3, Paris, 1949, pp. 463-470

Ce n'est que durant la deuxième moitié du XVIIIème siècle que de nombreuses et louables tentatives de classification scientifique des causes de décès ont été faites. On peut citer le *Genera morborum* du naturaliste suédois Carl von Linné, élaboré en 1761, ou le *Nosologia methodica, editio ultima*, publié par le médecin français François Boissier de Sauvages de Lacroix en 1768.

En 1761, le ministre du Culte néerlandais Matthias Van Geuns tente de mettre au point une méthode pour expliquer un décès *per causas et rationes sua* (par ses causes et ses raisons).

Il distingue ainsi deux approches différentes mais néanmoins complémentaire, basées sur deux visions de la cause de décès : la première est la *causa proxima, vera et physica,* qui entraîne la disparition de la « *faculté irritable* » de la fibre vivante, autrement dit la destruction totale de la faculté de répondre à des stimuli ; il s'agit en fait de la cause immédiate de la mort, que l'on définira *infra.* La deuxième est la *causa particulare, proxima remotae, et mortem producenter*, c'est à dire la ou les causes particulières qui entraînent la première.

Aujourd'hui, l'Organisation Mondiale de la Santé donne des causes de décès la définition suivante : « Toutes les maladies, états morbides ou blessures qui ont abouti ou contribué au décès, ainsi que les circonstances des décès ou des actes de violence qui ont provoqué ces blessures[98] ».

La cause de décès procède en réalité d'un enchaînement complexe, dans lequel il faut faire la distinction entre la cause immédiate, la cause initiale et la cause associée du décès.

---

[98] Organisation Mondiale de la Santé, *Classification Internationale des Maladies*, OMS Genève, 1975

La cause immédiate est définie par le diagnostic clinique du médecin qui constate le décès. S'il s'agit d'un décès par maladie, la cause immédiate du décès correspondra à la phase d'évolution terminale de la maladie, ou à une complication éventuelle.

En cas de mort violente, la cause immédiate du décès sera la nature du traumatisme fatal. En remontant la chaîne de causes, il se trouvera nécessairement en amont une cause initiale de décès.

C'est la cause originelle, à laquelle il convient de toujours se référer en amont du processus mortel. Toutes les autres causes de décès, et en fin de chaîne la cause immédiate, ne sont finalement que la conséquence directe ou indirecte de la cause initiale du décès.

En cas de décès par maladie, la cause initiale sera la maladie qui a entraîné le processus morbide ayant conduit à la mort. En cas de mort violente, il s'agira des circonstances ayant conduit au traumatisme fatal. En général, il existe une seule cause de décès initiale.

Le troisième type de cause de décès est la *cause associée*. Il s'agit en fait des différents états morbides ou physiologiques, ou des circonstances ayant contribué, même de manière très indirecte, au décès d'un enfant. C'est assurément la cause la plus délicate à cerner lors de l'observation du processus mortel.

La consultation des certificats de décès conservés dans les archives du centre hospitalo-universitaire Charles Nicolle[99] et de l'Unité d'information sur le vieillissement et les causes médicales de décès à l'Institut National de la Santé Publique (INSP), a révélé que c'est généralement la cause immédiate qui est seule mentionnée sur le document officiel, tous les autres facteurs étant occultés.

[99] Un des plus grands hôpitaux de Tunisie

Dans la pratique, il semblerait que la connaissance exacte de la cause de la mort soit délicate, puisque le certificat de décès, si précis soit-il, négligera systématiquement les causes socioculturelles profondes du décès constaté.

Le démographe qui enquête sur la mortalité infantile devra ainsi remonter à des facteurs socioculturels plus lointains, tels que la situation financière précaire des parents, l'insalubrité du logement, les violences familiales…

Il est donc impératif de rechercher, au-delà des causes cliniques immédiates du décès d'un enfant, les différents facteurs sociaux, culturels et économiques qui agissent en synergie, car si l'on veut comprendre les ressorts de la mortalité infantile, il importe de définir avec précision tous les éléments qui en sont à l'origine.

C'est l'approche privilégiée par l'épidémiologiste américain Henry Mosley, pour qui « Les causes de décès ne doivent pas être considérées comme des déterminants biologiques de la mortalité, mais comme le dernier maillon de la chaîne allant des facteurs socio-économiques à la mort, en passant par un certain nombre de variables intermédiaires[100] ».

Le démographe français Jacques Vallin écrit quant à lui : « La mortalité en bas âge et dans l'enfance est généralement la conséquence finale d'une série d'épisodes morbides (et de leurs synergies biologiques) affaiblissant l'enfant. Elle n'est que rarement le résultat d'un seul épisode isolé de maladie[101] ».

Sa vision de la mort comme une succession d'états morbides ne se limite pas à la seule enfance, puisqu'il écrit

---

[100] Vallin Jacques, D'Souza Stan, Palloni Alberto, *Mesure et analyse de la mortalité*, Presses Universitaires de France, Paris, 1988, p.382

[101] Vallin Jacques et Lopez Alan, *La lutte contre la mort*, Presses Universitaires de France, Paris, 1985

dans un autre ouvrage : « La mort ne peut plus être considérée comme un événement brutal, mais plutôt comme l'aboutissement d'un long processus durant lequel l'individu a souffert, plus ou moins longuement, de maladies ou de handicaps qui, combinés à ses caractéristiques génétiques et physiologiques, ont modifié ses risques de décès[102] ».

Comment, dès lors, distinguer les poids relatifs, les « taux de participation » de chaque cause de décès ? Jacques Vallin propose d'appréhender le risque de décéder comme une véritable fonction pondérée de tous les risques connus durant le vécu de chaque individu.

Il avance même, dans un souci de modélisation de la cause de décès, plusieurs possibilités de pondération : « On pourrait, par exemple, caractériser chaque individu, à âge égal, par un indice moyen de toutes les situations qu'il a traversées.

On peut au contraire penser que l'importance des expériences vécues décline à mesure que le temps passe et accorder en conséquence davantage de poids aux expériences les plus récentes. Il est également possible que les conditions et expériences très récentes n'aient pas eu le temps de peser sur la mortalité, et qu'il faille donc au contraire leur accorder un poids plus faible[103] ».

Les problèmes posés par la définition de la cause du décès infantile

La définition exacte de la cause du décès infantile, établie officiellement par un certificat médical en bonne et

[102] Vallin Jacques, D'Souza Stan, Palloni Alberto, *Mesure et analyse de la mortalité*, Presses Universitaires de France, Paris, 1988, p. 351

[103] Vallin Jacques, D'Souza Stan, Palloni Alberto, *Mesure et analyse de la mortalité*, Presses Universitaires de France, Paris, 1988, p. 351

due forme, peut donner lieu à controverse, du fait des imprécisions, voire même des contradictions qui peuvent lui être attachées.

En effet, dans le cas de la mort d'un enfant, il peut arriver que le médecin soit dans l'obligation de recourir au témoignage des parents, ce qui risque de fausser le diagnostic, car ceux-ci pourraient cacher des éléments d'informations capitales pour l'établissement du certificat de décès.

Par exemple, les membres de la famille peuvent oublier certains épisodes morbides, ou encore occulter d'éventuels coups et blessures, l'abus d'alcool du père, l'emploi de médicaments périmés...

Par ailleurs, les divers changements opérés dans la Classification Internationale des Maladies (CIM) ne permettent pas d'obtenir des statistiques régulières sur les causes de décès sur de longues périodes, et le démographe doit alors composer avec la discontinuité des statistiques disponibles.

Si certains passages d'une classification à l'autre ne posent pas de problèmes majeurs, il est parfois difficile de reclasser des causes de décès d'une période à l'autre.

Cela a été le cas, par exemple, du passage de la 5ème révision de la CIM, qui a eu lieu 1938, à la 6ème révision de 1948, d'abord par les changements importants dans la nomenclature des causes de décès, mais surtout par le véritable changement d'esprit qu'il a traduit, et qui est dû aux progrès particulièrement rapides de la médecine entre le début et la fin de la 2ème guerre mondiale. Depuis le 1er janvier 2022, c'est la 11ème CIM qui est entrée en vigueur.

Cette onzième révision contient environ 17 000 codes uniques, plus de 120 000 termes codifiables et est entièrement numérique. La Tunisie, quant à elle, a adopté ce modèle, pour plusieurs raisons, et d'abord en sa qualité de membre de l'OMS. Par ailleurs, sur le plan réglementaire, la dernière révision de la CIM facilite les formalités relatives à l'état civil.

Sur le plan statistique, le modèle unifié de la CIM permet une collecte plus fiable des informations sur les causes de décès et l'état sanitaire de la population, ce qui facilite la recherche scientifique dans le domaine de l'épidémiologie, mais également l'élaboration et le suivi des programmes de santé publique. Enfin, l'utilisation d'une même nomenclature permet de comparer les profils épidémiologiques des différents pays.

Les causes de décès infantiles en Tunisie

Les statistiques nationales de causes de décès sont récentes, et ne commencent à être fiables que dans les années 1990. Les quelques chiffres publiés par le Service Tunisien des Statistiques, ancêtre de l'INS, nous permettent toutefois de dresser la structure par cause de la mortalité infantile à Tunis durant l'année 1947, selon le sexe :

Structure par cause de la mortalité infantile à Tunis, 1947 (%)

Cause de décès	Total	Garçons	Filles	Sex ratio
Fièvre typhoïde et paratyphoïde	0,1	0,1	0,1	1
Rougeole	3,5	4,3	2,7	1,7
Coqueluche	0,9	0,6	1,1	0,6
Diphtérie	0,2	0,3	0,1	4
Grippe ou influenza	0,4	0,4	0,3	1,3
Tuberculose de l'appareil respiratoire	0,9	1,2	0,5	2,5
Toutes autres tuberculoses	0,4	0,6	0,3	2,3
Autres maladies infectieuses et parasitaires	3,4	4	2,8	1,5
Cancer et autres tumeurs malignes	0,1	0,1	0,1	1
Autres maladies générales et empoisonnements chroniques	1,0	1,3	0,8	1,8
Hémorragie cérébrale, embolie ou thrombose cérébrale	2,0	2,4	1,7	1,5
Autres maladies du système nerveux et des organes des sens	1,7	1,7	1,7	1,1
Maladies du cœur	0,8	0,9	0,7	1,4
Autres maladies de l'appareil circulatoire	0,5	0,6	0,4	1,4
Bronchite	4,8	4,3	5,3	0,9
Pneumonie	7,4	7,4	7,4	1,1
Autres maladies de l'appareil respiratoire, excepté tuberculose	8,2	7,6	8,8	0,9
Diarrhée et entérite	32,5	31,7	33, 3	1
Maladies du foie et des voies biliaires	0,5	0,6	0,3	1,8
Autres maladies de l'appareil digestif	0,6	0,7	0,5	1,5

Néphrites	0,0	0,1	0	-
Maladies de la peau, du tissu cellulaire, des os et des organes de locomotion	0,5	0,6	0,5	1,2
Débilité congénitale, vices de conformation congénitaux, naissances prématurées…	26,2	25,0	27,5	1
Mort violente ou accidentelle (excepté suicide et homicide)	0,1	0,2	0	-
Causes non spécifiées ou mal définies	3,2	3,3	3,1	1,1
Total	**100**	**100**	**100**	**1,1**

(Source : Service tunisien de statistiques, *Statistiques sanitaires et démographiques de la ville de Tunis*, 1947/1950, Tunis, juin 1951, p.5)

A la lecture de ces chiffres, on constate que, en 1947 à Tunis, les causes de décès infantiles majeures étaient la diarrhée et les entérites (31.7% pour les garçons, 33.3% pour les filles), ainsi que la débilité congénitale, vices de conformation congénitaux, naissances prématurées… (25% pour les garçons, 27.5% pour les filles)[104].

Notons également que 21.7% des décès infantiles étaient liées à des affections de l'appareil respiratoires, tuberculoses, bronchites, pneumonies...

Autrement, dit, la moitié des enfants n'atteignaient pas leur premier anniversaire suite à des maladies évitables, et notamment les diarrhées et les maladies respiratoires.

[104] Service tunisien de statistiques, *Statistiques sanitaires et démographiques de la ville de Tunis*, 1947/1950, extrait du bulletin du service tunisien de statistiques, 5ème année, 2ème numéro, Tunisie, Juin 1951, p. 5

Les causes de décès infantiles aujourd'hui

En 2020, l'Institut National de la Santé Publique (INSP) avait recensé 1811 décès infantiles et 238 infanto-juvéniles.

Le tableau suivant synthétise les principales causes de décès avant l'âge de un an :

Causes de décès infantiles, Tunisie, 2020

Cause de décès*	Nombre	(%)
Certaines affections dont l'origine se situe dans la période périnatale	**1094**	**(60,4)**
- Anomalies liées à la durée de la gestation et à la croissance du fœtus	557	(30,8)
- Affections hémorragiques et hématologiques du fœtus et du nouveau-né	399	(22,0)
- Les autres causes du chapitre de certaines affections dont l'origine se situe dans la période périnatale	138	(7,6)
Malformations congénitales et anomalies chromosomiques	**414**	**(22,9)**
- Malformations congénitales du cœur	152	(8,4)
- Syndrome de Down et autres anomalies chromosomiques	102	(5,6)
- Les autres causes du chapitre des malformations congénitales et anomalies chromosomiques	160	(8,8)
Maladies de l'appareil respiratoire	**51**	**(2,8)**
- Pneumopathies	18	(1,0)
- Les autres causes du chapitre des maladies de l'appareil respiratoire	33	(1,8)
Certaines maladies infectieuses et parasitaires	**30**	**(1,7)**
- Diarrhée et gastro-entérite d'origine présumée infectieuse	5	(0,3)
-Les autres causes du chapitre Certaines maladies infectieuses et parasitaires	25	(1,4)
Maladies du système nerveux	**28**	**(1,5)**
Reste des causes de décès	**194**	**(10,7)**
Total décès survenus avant l'âge de 1 an	**1811**	**(100)**

(Source : Ministère de la Santé)

On constate que 60.4% des décès se situent durant la seule période périnatale, qui s'étend de la vingt-huitième semaine de gestation au septième jour après la naissance. La moitié de ces décès est d'ailleurs causée par des anomalies liées à la durée de la gestation et à la croissance du fœtus.

Les affections hémorragiques et hématologiques du fœtus et du nouveau-né sont également une cause importante de mortalité infantile.

La deuxième grande cause de décès infantile est liée aux malformations congénitales et aux anomalies chromosomiques. Ainsi, 83.3% des décès infantiles se concentrent durant le premier mois après la naissance, et sont dus aux circonstances de l'accouchement ou à une malformation.

Autrement dit, dans la majorité des cas, il s'agit de causes endogènes, contre lesquelles il est bien difficile d'agir. Si on compare ces résultats par rapport à la situation épidémiologique qui prévalait à Tunis en 1957, on peut constater constate que la mortalité infantile semblerait avoir suivi le modèle de transition épidémiologique de Omran, dans le sens où les causes de décès exogènes (diarrhées, infections, traumatismes…) ont tendance à céder le pas à des causes de décès de nature endogène, contre lesquelles il est bien plus difficile de lutter, telles que les malformations congénitales.

Et encore, rappelons ici que, ne disposant pas des statistiques nationales dans les années 1950, nous avons comparé la situation de la Tunisie aujourd'hui avec la capitale en 1847. Or, on peut supposer que la situation sanitaire dans les autres villes, et encore plus dans les campagnes, devait être particulièrement difficile.

Chapitre VI
LES DETERMINANTS DE LA MORTALITE INFANTILE EN TUNISIE

En Tunisie plus qu'ailleurs, les déterminants de la mortalité infantile sont multifactoriels et peuvent être attribués à divers facteurs socio-économiques, environnementaux et médicaux.

On peut d'ailleurs supposer que la plupart de ces déterminants agissent en synergie pour favoriser le décès précoce d'un enfant.

La classe sociale

Le démographe français Patrice Bourdelais avait posé le problème en des termes simples : « L'inégalité devant la mort se retrouve partout où des groupes humains disposent de ressources différentes ; elle est d'autant plus accentuée que la misère est plus grande[105] ».

Cette injustice persiste au-delà même de la mort, comme le dit le poète Auguste Brizeux : « Jusque en son trépas, le riche a des honneurs que le pauvre n'a pas[106] ». Il faut reconnaître que l'inégalité sociale devant la mort est une triste réalité : même si la mort, de par son caractère universel et absolu, nous concerne tous, riches et moins riches, il serait trop naïf d'admettre qu'elle frappe au même âge et de la même manière les démunis et les nantis.

---

[105] Bourdelais Patrice, *Les épidémies terrassées*, La Martinière, Paris, 2003, p. 115

[106] Brizeux Auguste, *Le convoi de Louise*, in *La mort et ses poètes*, Le cherche midi éditeur, Paris, 1832, p. 102

Les populations appartenant aux différentes couches sociales ne se situent pas au même niveau de la transition démographique, tant en ce qui concerne la fécondité que la mortalité.

Notre revue de la littérature a permis de relever la première étude sérieuse de mortalité différentielle selon le niveau social chez le démographe français Jean-Baptiste Moheau en 1778[107], puis chez le médecin Luis-René Villermé en 1828[108].

En Tunisie comme ailleurs, les enfants les plus démunis sembleraient constituer un groupe à risque, la pauvreté aggravant les probabilités de décès infantiles associés à certains facteurs de risque tels qu'une mauvaise alimentation, un faible accès aux soins, un logement humide…

Même les épidémies semblent avoir opéré un tri entre les populations aisées et celles démunies. L'image donnée par Jacques Ruffié et Jean-Charles Sournia, qui évoquent l'épidémie de choléra en France au printemps de l'année 1832, fut particulièrement émouvante : « On continuait à s'amuser dans les beaux quartiers de la capitale, à se recevoir, à fréquenter l'Opéra, pendant que l'on mourait dans les quartiers du centre où l'hygiène était déplorable, où l'entassement des ouvriers et des familles dans les taudis leur imposait une promiscuité favorables à la contagion. Les classes pauvres, alors réputées

---

[107] Daric Jean, *Mortalité, profession et situation sociale,* in *Population* n° 4, Institut National d'Etudes Démographique, Paris, 1949, pp. 671-694

[108] Villermé Louis-René, *De la mortalité dans les divers quartiers de la ville de Paris, et des causes qui la rendent très différente dans plusieurs d'entre eux, ainsi que dans les divers quartiers de beaucoup de grandes villes,* Mémoire de l'Académie de médecine, Paris, 1828 ; Villermé Louis-René, *Mémoire sur la mortalité dans la classe aisée et dans la classe indigente*, in *Annales d'hygiène publique et de médecine légale*, Paris, 1830, pp. 294-341 ; voir également Bourdelais Patrice, *Les épidémies terrassées*, La Martinière, Paris, 2003, p. 114

dangereuses, ne tardèrent pas à s'émouvoir de cette inégalité devant la mort[109] ».

Henry Leridon et Laurent Toulemon reconnaissent, pour leur part, que l'analyse de la mortalité selon la catégorie socioprofessionnelle est une tâche très délicate : « La mortalité différentielle selon le milieu social n'est pas facile à mesurer.

En effet, si l'activité professionnelle fait l'objet d'une déclaration très précise dans le bulletin de recensement individuel, permettant une bonne estimation des effectifs des diverses PCS (Professions et Catégories Socioprofessionnelles), il n'en est pas de même pour le bulletin de décès : la déclaration de la profession y est beaucoup plus vague et moins fiable. Le calcul de taux spécifiques sur cette base est donc risqué[110] ».

Nous n'avons pas été en mesure d'établir un lien direct et évident entre la mortalité infantile en Tunisie et le niveau de revenu du père, par exemple. On peut toutefois supposer que les ressources financières peuvent jouer un rôle non négligeable dans l'accès aux services de soins prénatals.

Un accouchement doré dans une clinique ultra-moderne de la capitale est ainsi bien moins risqué, pour l'enfant autant que pour sa mère, qu'un accouchement « taht ezzitouna[111] », encore pratiqué dans quelques poches rurales de Sidi Bouzid ou Gafsa[112]. Nous reviendrons en fin d'ouvrage sur ces cas quelque peu exceptionnels.

---

[109] Ruffié Jacques et Sournia Jean-Charles, *Les épidémies dans l'histoire de l'Homme*, Flammarion, Paris, 1995, p.136

[110] Leridon Henry et Toulemon Laurent, *Démographie, approche statistique et dynamique des populations*, Economica, Paris : Economica, 1997, p. 278

[111] Littéralement « sous l'olivier ». Expression désignant les quelques accouchements non assistés médicalement qui se pratiquent encore d'une manière exceptionnelle en Tunisie

[112] Bouhdiba Sofiane, *Enquête qualitative pour cerner les causes des accouchements à domicile et pour connaître le parcours de soins des*

L'intervalle inter génésique

L'intensité du phénomène de la mortalité infantile dépend étroitement de trois facteurs liés à des critères exogènes : l'intervalle inter génésique, le rang de naissance et l'âge de la mère.

Le rapprochement des naissances agit comme un véritable catalyseur sur la mortalité infantile : moins il s'écoule de temps entre deux accouchements, et plus l'enfant nouvellement conçu risque de décéder avant son premier anniversaire.

En effet, deux facteurs jouent ici, l'un biologique, l'autre d'ordre social : lorsqu'une femme donne naissance à un enfant, il lui faut un long moment pour se remettre physiquement de sa grossesse et pour que son métabolisme reprenne son niveau initial.

Or, si entre deux naissances il s'écoule seulement une année, voire moins, l'organisme de la mère sera encore trop affaibli, et le risque de perdre le nouveau-né durant la première année, et même le premier mois de vie, sera dangereusement élevé. C'est ce que l'on appelle « syndrome de déplétion maternelle », bien connu des gynécologues.

Cet état de fait concerne plus particulièrement les populations rurales défavorisées, où il est de coutume que les jeunes mères dans le besoin reprennent le travail des champs, particulièrement éprouvant, très peu de temps après l'accouchement.

Le risque encouru est également aggravé par la pratique du sevrage tardif, que l'on retrouve encore dans les régions du Nord-ouest, le centre et le sud du pays, et qui s 'explique par le manque de moyens pour acquérir des

---

parturientes à Sidi Bouzid et à Gafsa, Médecins du Monde, Tunis, Octobre 2016

aliments de substitution au lait maternel, tel que le lait en poudre ou les farines lactées.

Or, si la mère allaite trop longtemps son enfant, et que, de plus, moins d'un an après un premier accouchement, elle ait un autre bébé, son organisme sera trop affaibli pour concevoir un enfant sain et vigoureux, capable de vivre plus d'une année.

Par ailleurs, lorsqu'une mère est de nouveau enceinte très peu de temps après un premier accouchement, elle ne pourra plus allaiter l'aîné durant sa période de grossesse.

Or, ce sevrage prématuré risque de mettre en danger la santé du bébé précédent, en affaiblissant son système de défense immunitaire face aux maladies infectieuses.

Au Ghana, le mot « kwashiorkor[113] » désigne ce type de malnutrition, souvent fatal à l'enfant en bas âge qui est prématurément sevré quand sa mère est de nouveau enceinte.

Le pédiatre américain David Morley écrit d'ailleurs à ce propos : « D'un point de vue médical, il est aussi important de retarder la prochaine conception et d'étendre l'intervalle entre les naissances, que de s'assurer que le dernier enfant soit convenablement vacciné[114] ».

Le rang de naissance

Le rang de naissance est un autre facteur prépondérant qui influe directement sur le risque encouru par le nouveau-né de mourir avant son premier anniversaire. Cela s'explique par deux raisons majeures, l'une biologique, l'autre d'ordre socio-économique.

---

[113] Le terme, qui signifie enfant (*kwashi*) rouge (*orkor*) dans la langue des Ashanti du Ghana, fait référence à la rougeur de la peau des enfants qui en sont touchés

[114] Morley David, *Pediatric priorities in the developing world,* Butterworths, Londres, 1973

Ainsi, une femme qui a déjà trois enfants présente un risque beaucoup plus élevé de faire une fausse couche ou de voir son enfant mourir durant sa première année de vie, qu'une femme qui accouche pour la première fois. On sait notamment que le taux de mortalité fœtale augmente dangereusement à compter de la troisième grossesse.

Par ailleurs, à partir du quatrième accouchement, le bébé risque fort de naître trop petit, et d'un poids inférieur à 2 500 grammes. Or, il a été constaté que les nouveau-nés trop petits dépassent rarement le cap de la première année de vie.

Un autre facteur joue également, d'ordre socio-économique celui-là : plus la famille s'agrandit, et plus la portion alimentaire affectée à chacun de ses membres diminue. Ainsi, dans les familles déjà nombreuses, le nouveau-né connaîtra un régime alimentaire appauvri, surtout lorsque les revenus des parents sont modestes.

L'âge de la mère

Le risque encouru par le nouveau-né de décéder avant son premier anniversaire dépend fortement de l'âge de sa mère. Le taux de mortalité infantile est minime lorsque l'âge de la mère est compris dans la fourchette 25-34 ans. En deçà de 25 ans, le risque encouru par le bébé pourrait s'expliquer par le fait que la mère manque d'expérience, et surtout de maturité pour assumer pleinement son rôle.

Or, si il n'y a personne pour prendre soin du nouveau-né, il aura du mal à passer le cap de la première année de vie. Il s'agira, dans ce cas, de mortalité infantile exogène, due à un manque d'hygiène, une carence nutritionnelle ou un accident (chute, brûlure, étouffement…).

D'un autre côté, une mère trop âgée risque de donner naissance à un enfant malformé ou frappé de tares. On parlera, dans ce cas, de mortalité endogène, et la cause du décès sera alors intrinsèque à l'enfant, et liée à sa constitution. Les tares les plus fréquemment rencontrées et dues à une mère trop âgée sont généralement les malformations cardiaques, le mongolisme, les malformations du palais et les becs-de-lièvre[115].

L'éducation de la mère

Il existe un lien de corrélation étroit entre le niveau d'instruction des parents, et surtout la mère, et le risque encouru par le nouveau-né de décéder avant son premier anniversaire.

Le niveau d'instruction de la mère joue surtout durant la période post-néo natale (1 à 12 mois), où les maladies infectieuses sont plus fréquentes, et où il est possible d'agir grâce à quelques principes d'hygiène simples, à partir des moyens disponibles, même en milieu défavorisé.

Ainsi, l'éducation des femmes semble avoir un impact important sur le niveau de la mortalité infantile. Nous entendons ici par femme la mère potentielle qui aura, un jour ou l'autre, à assumer un rôle de mère, en prenant soin de un ou plusieurs enfants.

En effet, une mère ayant un certain niveau scolaire aura un risque moindre de perdre son enfant avant son premier anniversaire : d'une part, elle sera mieux informée quant aux pratiques préventives et curatives à administrer à l'enfant, et d'autre part, elle sera moins influencée par les tabous séculaires, souvent dangereux et nuisibles à la santé de l'enfant.

Par exemple, une mère sera certainement plus au courant des pratiques contraceptives, et sera d'autant plus encline à les introduire dans le foyer familial qu'elle aura un certain niveau culturel. Car, comme on vient de le voir,

---

[115] Hamza Béchir, Ben Aicha Naima, Gueddana Nébiha *Un enfant, deux Tunisie*, Ministère de la Santé publique, Tunis, 1989, p. 100

les méthodes modernes de contraception jouent un rôle important dans le rallongement de l'espérance de vie du nouveau-né, à travers l'espacement des naissances, l'âge au premier accouchement ou la descendance finale.

Par ailleurs, une mère ayant un certain niveau culturel permettra de capitaliser l'infrastructure sanitaire déjà existante, puisque son éducation la dotera d'un esprit cartésien et critique, et qu'elle adoptera un comportement moins fataliste face aux dangers menaçant la vie de son enfant.

Une femme éduquée saura par exemple prendre à temps l'initiative de consulter les centres de soins prénatals et pédiatriques mis à sa disposition, qu'il s'agisse de soins préventifs ou curatifs.

Au contraire, une mère illettrée s'en remettra systématiquement au « maktoub[116] » et regardera son enfant mourir en se lamentant, sans être capable de réagir efficacement.

De même, une mère sachant lire pourra mieux suivre les prescriptions médicales indiquées sur les médicaments, telles que le mode d'emploi, la posologie, ou les effets secondaires, et saura également mieux suivre le calendrier de vaccination de son enfant.

Enfin, une mère éduquée, éventuellement diplômée, pourra prétendre à un emploi mieux rémunéré et moins éprouvant pour son organisme, et saura gérer plus efficacement le budget familial, en allouant de façon optimale les sommes nécessaires à la survie de son enfant.

L'allaitement

On considère souvent l'insuffisance, voire l'absence de l'allaitement de l'enfant comme un déterminant majeur

[116] Ce qui est écrit, au sens du divin

de la mortalité infantile. Etonnamment, l'allaitement exclusif au sein[117] n'est que de 13.5% en Tunisie.

C'est d'ailleurs l'un des taux les plus bas au monde, et cela pourrait d'ailleurs expliquer en partie la rareté des cas de transmission du VIH de la mère à l'enfant. Nous y reviendrons infra.

Il faut dire que, contrairement à d'autres pays du nord de l'Europe, la législation en vigueur n'encourage pas véritablement les jeunes mères tunisiennes à allaiter : la durée du congé maternité est limitée à dix semaines après l'accouchement dans le secteur public, et à trente jours seulement dans le privé[118].

Pourtant, dans les sociétés nord africaines, la pratique de l'allaitement est largement valorisée. La durée de l'allaitement y est en tous les cas sensiblement supérieure aux autres pays, puisqu'elle devrait être théoriquement de deux années lunaires, selon la tradition coranique.

C'est ainsi que le *Coran* énonce : « Et les mères, qui veulent donner un allaitement complet, allaiteront leurs bébés deux ans complets… Et si, après s'être consultés, tous deux [le père et la mère] tombent d'accord pour décider le sevrage, nul grief à leur faire[119] ».

Malgré la vulgarisation de l'usage du lait en poudre en Tunisie, la mère se doit d'allaiter son enfant, en tous les cas durant les premiers mois ; si elle ne le fait pas, cela sera considéré comme *haram* (péché), ou du moins sera mal vu par la belle famille, et l'entourage d'une manière générale.

Par ailleurs, au-delà des aspects culturels et religieux, les mères tunisiennes sont conscientes que l'allaitement

---

[117] Pratique consistant à ne donner au nourrisson que du lait maternel pendant les six premiers mois

[118] Une loi oblige pourtant les entreprises de plus de cinquante salariées femmes à disposer d'une salle pour l'allaitement ou le tirage et la conservation du lait dans un frigidaire

[119] *Sourate al Baqarah*, verset 233

maternel réduit le risque pour le bébé de contracter certaines maladies, telles que la maladie cœliaque et l'eczéma atopique, les otites, la gastro-entérite, le syndrome de mort subite, la leucémie infantile…

Chapitre VII
LA MORTALITE NEONATALE EN TUNISIE

La moralité néonatale est une composante majeure de la mortalité infantile, et s'inscrit en amont du processus morbide. En effet, les progrès de la pédiatrie, de la prévention, de l'hygiène, de la nutrition, et d'une manière générale l'amélioration du niveau de vie ont comprimé les décès infantiles au premier mois de vie.

Même si la réanimation néonatale a fait des progrès remarquables en Tunisie, la survie des nouveau-nés en situation de détresse vitale n'est malheureusement pas toujours possible.

La mortalité néonatale

En Tunisie, le taux de mortalité néonatale se situe aujourd'hui autour d'une moyenne de 8.7‰, et représente environ deux tiers de la mortalité infantile. La moitié des décès des nouveau-nés survient dans les 24 premières heures de vie, et 90% dans la première semaine de vie[120].

La mortalité néonatale est donc essentiellement précoce, et on considère qu'un nouveau-né ayant dépassé le cap des sept jours a désormais de fortes probabilités de survivre.

Le système de santé publique a ainsi réussi à concentrer la mortalité infantile aux premiers moments de la vie. Performance que n'auront pas pu réaliser d'autres pays du Sud voisins. C'est ainsi qu'en Afrique subsaharienne, le

---

[120] Ben Hamida Nouaili E, Chaouachi S., Ayadi I., Ben Said B., Zouari B., Marrakchi Z., *Risk factors for perinatal mortality in a Tunisian population.* in *International Journal of Gynecology and Obstetrics*, volume 111, 2010, pp. 265-266

taux de mortalité néonatale dépasse largement les 27‰, l'Asie centrale et du Sud se situant autour de 24‰.

Il convient de noter également ici que, dans de nombreux pays d'Afrique subsaharienne, le VIH commence à faucher les enfants au berceau, alors que la Tunisie se caractérise par une très faible prévalence de la TME (Transmission Mère-Enfant)[121]. Nous y reviendrons.

En Tunisie, les principales causes de la mortalité néonatale en Tunisie sont la prématurité, le faible poids à la naissance, c'est à dire moins de 2 500 grammes, les détresses respiratoires, les infections associées aux soins et l'asphyxie périnatale.

On signale aujourd'hui, chaque année, près de 20 000 naissances prématurées. C'est beaucoup, et selon les hôpitaux, les naissances prématurées représentent entre 7% et 10% des naissances.

Elles s'expliquent essentiellement par la précarité économique des familles, le travail excessif des mères ou leurs déplacements trop fréquents, leur stress, le tabagisme voire l'alcoolisme.

D'autres facteurs peuvent également agir en synergie, tels que les grossesses multiples, les âges extrêmes de la mère (moins de 18 ans ou, situation plus courante, plus de 35 ans), ainsi que certaines pathologies associées à la grossesse, comme les syndromes vasculo-rénaux ou le diabète.

L'extrême prématurité, qui représente seulement 0.2% des naissances, entraîne un décès dans 76% des cas, et des séquelles neurologiques sévères chez les survivants. Le phénomène, déjà dramatique en soi, a des répercussions juridiques qui suscitent encore un grand débat sur la scène médicale.

---

[121] Bouhdiba Sofiane, *Le sida en Tunisie. Un mal méconnu*, L'Harmattan, Paris, 2023

Sur le plan éthique

Légalement, la personnalité juridique de tout individu s'acquiert à la naissance et disparaît avec la mort. Si la mort survient trop tôt, qu'en est-il alors du fœtus ? Et surtout quid du fœtus expulsé mort du corps de la mère ?

En principe, le nouveau-né bénéficie du statut de personne juridique dès la section du cordon ombilical, même s'il ne survit que quelques instants. Nous sommes donc ici aux marges de l'entendement, et le statut juridique du mort-né peut prêter à confusion.

Concrètement, dès sa naissance, le nouveau-né doit être déclaré à l'état civil pour jouir de ses droits en tant qu'être humain. En Tunisie, le législateur accorde un délai de 10 jours pour déclarer une naissance à l'état civil, sous peine de poursuite pénale. Dans le cas d'une mortalité néonatale précoce, le nouveau-né peut décéder avant même la déclaration de naissance.

Si le nouveau-né est déclaré viable au sens de l'OMS, c'est-à-dire s'il pèse au moins 500 grammes et qu'il a au moins 22 semaines d'aménorrhée[122], un acte de naissance et un acte de décès doivent être établis, même si la survie n'aura été que furtive.

Conformément à l'article 1er du Décret n° 95-1315 du 24 juillet 1995, fixant la liste des attestations administratives pouvant être délivrées aux usagers par les services du ministère de la Santé et des organismes qui lui sont rattachés, l'hôpital est alors tenu de délivrer aux parents une attestation de déclaration de décès à l'hôpital[123].

---

[122] On distingue trois cas : la prématurité simple (32 à 36 semaines d'aménorrhée), la grande prématurité (28 à 31 semaines d'aménorrhée) et l'extrême prématurité (23 à 24 semaines d'aménorrhée)

[123] *Décret n° 95-1315 du 24 juillet 1995, fixant la liste des attestations administratives pouvant être délivrées aux usagers par les services du*

D'après le Décret n°81-1634 du 30 novembre 1981 portant règlement général intérieur des hôpitaux, instituts et centres spécialisés relevant du ministère de la Santé, « Les décès dans les établissements hospitaliers et sanitaires sont constatés par les médecins chefs de service ou à défaut par les médecins hospitaliers[124] ».

L'obligation de déclarer la naissance est également consacrée par l'article 7 de la Convention des Nations Unies sur les droits de l'enfant, qui dispose que « L'enfant est enregistré aussitôt sa naissance et a, dès celle-ci, le droit à un nom, le droit d'acquérir une nationalité et, dans la mesure du possible, le droit de connaître ses parents et d'être élevé par eux[125] ».

En revanche, le statut juridique du mort-né, ne pose pas de problème. L'enfant étant né non viable, sans vie donc, ne jouit pas de la personnalité juridique.

Dans tous les cas, le législateur tunisien accorde aux parents le droit de bénéficier d'une information claire et précise, et donne obligation au personnel de santé de les impliquer dans toute décision concernant leur enfant. Quelques exceptions donnent toutefois latitude au médecin de décider seul, par exemple si les parents ne sont pas joignables, ou en cas d'urgence médicale.

La détresse du nouveau-né pose un autre grand problème juridique : il arrive que le médecin se trouve face à un nouveau-né en état de mort apparente et engage un protocole de réanimation. Quid lorsque cette décision comporte des risques de lésions neurologiques sévères ?

---

ministère de la santé publique et les organismes qui lui sont rattachés, in *Journal Officiel de la République Tunisienne* n°64 du 4 août 1995, p. 1631

[124] Article n°26 du *Décret N° 81-1634 du 30 novembre 1981 portant règlement général intérieur des hôpitaux, instituts et centres spécialisés relevant du ministère de la Santé publique*

[125] Convention des Nations Unies sur les droits de l'enfant, Décret N°91-1865 du 10 décembre 1991 portant publication de la Convention des Nations Unies sur les droits de l'enfant

On sait par exemple qu'une anoxie cérébrale[126] prolongée est lourdement handicapante et aura des répercussions durables sur le nouveau-né et sa famille.

Il arrive également que le médecin se trouve confronté à un cas de malformation ou d'anomalie congénitale grave[127] avec une détresse vitale. La décision de ne pas réanimer doit alors être prise rapidement, avec son lot de responsabilités pour le médecin.

L'infrastructure médicale

En sus d'une équipe formée en néonatologie, la prise en charge médicale des nouveau-nés nécessite un local approprié et surtout un équipement spécifique, coûteux et nécessitant un entretien régulier.

On distingue ainsi trois catégories de lits de réanimation et soins intensifs néonatals : les lits simples de néonatologie, les lits de soins intensifs et les lits de réanimation néonatale, réservés aux cas les plus critiques.

On estime aujourd'hui l'infrastructure tunisienne à 0.68 lit de réanimation néonatale pour 1000 naissances. On recense ainsi 228 lits de néonatalogie, dont 82 lits de réanimation dans les structures hospitalières publiques, et 105 lits de néonatologie dont 53 lits de réanimation dans les cliniques privées.

Cette infrastructure, bien insuffisante, est surtout inégalement répartie sur le territoire, puisqu'elle reste concentrée dans les grands pôles hospitalo-universitaires du pays, et notamment à Tunis, Sousse, Monastir et Sfax.

---

[126] Apport insuffisant d'oxygène au cerveau

[127] C'est le cas lorsque le diagnostic prénatal n'a pas été préalablement effectué ou lorsque les parents, bien qu'informés, décident de poursuivre malgré tout la grossesse

Les difficultés de transport médicalisé des nouveau-nés en détresse aggravent l'inégale accès des populations aux services de réanimation de néonatologie.

La survie du nouveau-né va donc dépendre en grande partie de l'éloignement du centre de néonatologie, ainsi que de l'état des routes, les conditions météorologiques et du moment de la journée où l'accouchement se produit.

C'est la raison pour laquelle l'axe stratégique n° 1 de la stratégie nationale de la santé maternelle et néonatale élaborée pour la période 2020-2024 avait privilégié « L'amélioration de l'accès (géographique, financier, psychologique) selon le continuum de services à un panier essentiel de soins de SMNN[128] par la mise en place d'un mécanisme de financement des soins et un système de référence - recours efficace pour alléger les barrières géographiques, financières et relationnelles limitant l'accès et l'utilisation des soins obstétricaux et néonatals et réduire les disparités inter régionales[129] ».

La Transmission Mère-Enfant : une hérésie ?

De nombreux enfants nés de mères infectées par le VIH naissent prématurément et sont davantage exposés aux infections. On désigne le phénomène sous l'expression Transmission Mère-Enfant (TME).

Même si la prévalence du VIH reste faible en Tunisie, la PTME (Prévention de la Transmission Mère-Enfant) représente aujourd'hui une composante essentielle de la santé publique[130].

---

[128] Santé Maternelle et Néo Natale

[129] République Tunisienne, Ministère de la Santé, *Stratégie nationale de la santé maternelle et néonatale 2020-2024*, FNUAP, Tunis, Septembre 2019, p. 26

[130] Bouhdiba Sofiane, *Le sida en Tunisie. Un mal méconnu*, L'Harmattan, Paris, 2023, pp. 78-81

La Prévention de la Transmission de la Mère à l'Enfant consiste à empêcher une mère enceinte d'infecter le nouveau-né. Donner la vie sans transmettre le VIH, une équation insoluble ?

En fait, la stratégie de PTME est particulièrement importante en Tunisie, car elle peut contribuer à atteindre au moins quatre des huit Objectifs du Millénaire pour le Développement (OMD)[131] : combattre le VIH, réduire la mortalité infantile, améliorer la santé maternelle, mais également promouvoir l'égalité des sexes au travers de la lutte contre les discriminations de genre[132].

On retrouvera plus tard indirectement la PTME dans les Objectifs du Développement Durable (ODD) qui prendront le relais en septembre 2015, avec effet à l'horizon 2030.

La transmission mère-enfant, que l'on qualifie parfois à juste titre de « verticale », représente le moyen le plus courant de transmettre le VIH à un enfant, avec des risques élevés de prématurité et de mortalité néonatale, voire néonatale précoce.

Malgré l'élaboration d'une stratégie nationale de PTME depuis 2010 et l'implémentation de la proposition systématique du test VIH pour les femmes enceintes à la première consultation prénatale, la transmission du VIH de la mère à l'enfant reste élevée, de l'ordre de 27.6%, avec seulement 54% des femmes enceintes vivant avec le VIH ayant un accès au traitement anti rétroviral, et 20% des

---

[131] Les huit objectifs au nom bien pompeux formaient en réalité un (trop) ambitieux plan de développement approuvé par l'ensemble des pays du monde et par la plupart des grandes organisations internationales, avec pour date butoir l'année 2015

[132] UNAIDS, *Outlook report*, UNAIDS, Genève, 2010

enfants effectuant un diagnostic précoce de l'infection à VIH[133].

Généralement, le risque pour qu'une mère infectée transmette le virus à son enfant peut varier de 15% à 50%, selon que la mère allaite au sein ou non[134]. En Tunisie, le risque de transmission de la mère à l'enfant est maintenant relativement maîtrisé, puisqu'on enregistre seulement 4 à 5 cas par an.

Une quarantaine d'enfants[135], à peu près équitablement répartis entre les deux sexes, suivent actuellement un traitement régulier. Il faut noter que, avec une létalité voisine de 40%[136], les enfants vivant avec le VIH sont particulièrement vulnérables.

Il est intéressant de noter que la moitié de ces enfants se trouvent dans une situation sociale précaire. Au service infectieux[137] de la Rabta par exemple, 48% des enfants séropositifs sont orphelins ou issus d'un couple séparé. Encore une fois, les chiffres sont négligeables si on les compare aux chiffres planétaires : 3.4 millions d'enfants vivant avec le VIH, 390 000 nouveaux cas et 250 000 décès annuels.

D'après l'OMS, en l'absence de tout traitement préventif, 20% à 45% des nouveaux nés peuvent être infectés par le VIH. Les risques peuvent être estimés à 5% à 10% durant la grossesse, 10% à 20% pendant

---

[133] République tunisienne, Ministère de la Santé Publique, Direction des Soins de Santé de Base, *Stratégie de dépistage de l'infection à VIH. Plan Opérationnel 2022-2023*, DSSB, Tunis, Novembre 2021

[134] République tunisienne, Ministère de la Santé, Direction des Soins de Santé de Base, *Prévention de la transmission mère-enfant du VIH. Manuel du formateur*, DSSB, Tunis, 2009, p. 2

[135] C'est-à-dire âgés de moins de 15 ans

[136] Abdelmalek R., Kacem S., Berriche A., Ammari L., Aissa S., Ghoubantini A, Kilani B., Kanoun F., Tiouiri Benaissa H., *L'infection à VIH chez l'enfant : expérience du service des maladies Infectieuses la Rabta*, Tunis, 2015

[137] C'est sous cette expression anonyme que sont désignés les quatre services de prise en charge du sida en Tunisie

l'accouchement, puis 5% à 20% au cours de l'allaitement maternel.

Ces risques de transmission mère-enfant peuvent encore être réduits à 2% grâce à la mise en œuvre d'un certain nombre d'interventions auprès de la mère et de l'enfant, et en particulier un traitement prophylactique, un accouchement médicalisé, un allaitement artificiel…

Les diagnostics sont généralement posés en post-partum, parfois plusieurs mois après l'accouchement. Sur une centaine d'enfants séropositifs, les trois quarts environ ont été infectés dans le ventre de leur mère. En Tunisie, la PTME s'appuie sur une panoplie d'actions, la première venant en amont du processus.

Ainsi, lorsqu'un couple se présente à un médecin pour obtenir un certificat prénuptial[138], l'entretien dirigé sur les rapports sexuels non protégés prénuptiaux peut finalement conduire à un test de dépistage. L'entretien est également l'occasion de prodiguer des conseils qui seront ensuite plus ou moins suivis.

De plus, depuis 2009, des tests rapides sont effectués dans les maternités et les services de périnatalité, dans des CCDAG (Centres de Contrôle et de Dépistage Anonyme et Gratuit). Cela permet de réduire en aval la contamination de l'enfant, en proposant des traitements antirétroviraux, devenus aujourd'hui efficaces.

C'est ainsi que, dans le cadre de la stratégie nationale de PTME, un test rapide VIH est systématiquement proposé à toute femme enceinte, dès lors qu'elle se présente à sa première consultation prénatale, qui a

---

[138] L'article premier de la *Loi n°1964-0046 du 3 novembre 1964, portant institution d'un certificat médical prénuptial* énonce que « L'officier de l'état civil ou les notaires, choisis pour l'établissement de l'acte de mariage, ne peuvent procéder à la célébration du mariage, qu'après la remise par chacun des futurs époux d'un certificat médical datant de moins de deux mois, attestant, à l'exclusion de toute indication, que l'intéressé a été examiné en vue de mariage »

généralement lieu pendant le premier trimestre de la grossesse.

On propose aujourd'hui aux femmes enceintes à risque un deuxième test VIH, lors de la consultation du 6ème mois de grossesse, afin de pouvoir détecter d'éventuels cas de séroconversion[139].

Ce deuxième test est proposé seulement aux femmes particulièrement exposées au risque du VIH : partenaire d'une PVVIH, population clé[140], retour d'un pays où la prévalence du VIH est très élevée…

Paradoxalement, la faible prévalence du VIH en Tunisie s'avère être un facteur aggravant la discrimination. En effet, les mères séropositives étant rares – tout au plus quelques-unes sont identifiées chaque année – elles sont plus visibles, plus facilement pointées du doigt.

Elles doivent alors se résigner à choisir entre deux maux : mettre fin à leur grossesse, si les délais le permettent[141], ou alors engager une thérapie longue et contraignante.

En travaillant au plus près des mères séropositives dans le cadre de programmes gouvernementaux, nous avons souvent eu l'occasion de vérifier la véracité de la position d'Onusida : « Il est donc essentiel pour la sécurité et l'acceptabilité des interventions de réduction de la

---

[139] Phase d'une infection au cours de laquelle les anticorps spécifiques à l'agent pathogène apparaissent progressivement dans l'organisme suite à la contamination

[140] Dans le jargon des professionnels du sida, il s'agit d'une expression désignant d'une manière respectueuse des individus particulièrement exposé au VIH : Homme ayant du Sexe avec d'autres Hommes (HSH), Travailleuse du Sexe (TS), Usager de Drogue (UD) ou personne transgenre

[141] L'article 214 de la Loi n° 73-2 du 26 septembre 1973 énonce que « L'avortement est autorisé dans les trois premiers mois de grossesse ; l'avortement est autorisé après les trois premiers mois de grossesse si la mère présente une grossesse à risque pour sa santé physique ou psychique ou si l'enfant à naître présente une maladie ou un handicap grave »

transmission mère-enfant de lutter efficacement contre le rejet des personnes infectées par le VIH.

Si les femmes craignent la discrimination, la violence voire le meurtre lorsqu'elles sont identifiées comme VIH-positives, elles seront réticentes ou totalement incapables de profiter de la possibilité de préserver leurs bébés de l'infection[142] ».

Dans l'imaginaire collectif, le sida est une pathologie exclusivement liée au comportement sexuel, et l'entourage a tendance à considérer que les rapports sexuels constituent l'unique mode de transmission. Par ailleurs, le lien est trop systématiquement établi entre le sida et la sexualité déviante, prohibée en islam, et qui revêt notamment la forme de l'infidélité ou l'homosexualité.

Pourtant, l'éthique musulmane rejette tout discours et toutes attitudes sans fondement avéré. Le Coran énonce ainsi : « Beaucoup de gens égarent autrui sans savoir, conduits par leurs passions[143] ». On oublie alors que, bien souvent, c'est le mari qui est à l'origine de la séropositivité de la mère.

La crainte de la stigmatisation est assurément l'une des principales causes qui empêchent les femmes enceintes de se rendre dans les services de conseil et de dépistage volontaire.

Alors que l'accouchement en milieu assisté est une pratique courante en Tunisie – plus de 92% des accouchements se font à l'hôpital – la fréquentation des services de dépistage du VIH par les femmes enceintes est généralement faible.

---

[142] République tunisienne, Ministère de la Santé, Direction des Soins de Santé de Base, *Prévention de la transmission mère-enfant du VIH. Manuel du formateur*, DSSB, Tunis, 2009, p. 8

[143] Sourate VI, *al anaam*, verset 119

Troisième partie
HISTOIRE ET CULTURES

Cette dernière partie de l'ouvrage, plus originale, examine quelques aspects historiques et culturels de la mortalité infantile en Tunisie. Nous avons choisi de commencer par un retour sur l'introduction, pour le moins laborieuse, de la vaccination des enfants des campagnes sous le Protectorat, en 1881.

Car, faut-il le rappeler, c'est par le biais des médecins de colonie que la médecin pastorienne a permis d'enclencher le lent mais irrésistible mouvement de recul de la mortalité infantile en Tunisie[144].

Nous enchainerons ensuite avec un examen de l'histoire de la pédiatrie, spécialité qui représente aujourd'hui le fleuron de la médecine tunisienne, et qui a permis de s'attaquer à la « roche dure » de la mortalité néonatale.

Nous clorons l'ouvrage avec un phénomène qui peut s'apparenter à une anecdote, mais que nous avons clairement observé au cours de récents travaux de terrain conduits pour le cadre des Nations Unies, dans le milieu rural tunisien : les accouchements à domicile, dont le lien avec la mortalité infantile n'est plus à démontrer.

---

[144] Bouhdiba Sofiane, *Médecin du bled. Sur les pas du médecin de colonie dans le Protectorat tunisien (1881-1956)*, L'Harmattan, Paris, 2013

Chapitre VIII
LA VACCINATION DANS LES *DOUARS* DU PROTECTORAT

En Tunisie, la vaccination a joué un rôle majeur dans la lutte contre la mortalité infantile. Les premiers programmes de vaccination avaient débuté dans les années 1950, au lendemain de l'indépendance du pays en 1956.

La vaccination visait principalement les maladies affectant les enfants, telles que la tuberculose, la poliomyélite et la diphtérie. C'est pourquoi nous avons pensé qu'il était utile de consacrer un chapitre à son histoire. Tout commence avec l'instauration du protectorat en 1881.

Histoire de la vaccination

Au départ, la vaccination avait été pratiquée pour lutter contre la variole. Celle que l'on désignait autrefois sous l'expression de « petite vérole[145] » était une maladie infectieuse d'origine virale, due à un poxvirus. La létalité de la variole était de 20%, soit un décès sur cinq individus variolés.

Le varioleux est très contagieux, dès l'apparition des premières éruptions, et une transmission à courte distance par projection de gouttelettes émanant de la respiration d'une personne infectée est possible. Les survivants sont grêlés, marqués à vie, mais immunisés. C'est pourquoi la technique de la variolisation, ou inoculation, a précédé celle de la vaccination.

---

[145] Par opposition à la « grande vérole », la syphilis

La vaccination s'est ensuite étendue à d'autres maladies et en particulier la rage, le tétanos, la fièvre jaune ou la tuberculose. On peut scinder l'histoire de la lutte contre la variole en trois grandes périodes.

La première est celle de la variolisation : bien avant Jenner, de nombreux peuples primitifs avaient compris qu'en inoculant une forme atténuée de variole dans l'organisme, il était possible de développer l'immunité chez l'individu.

Dans une deuxième étape, qu'on situe vers la fin du XVIIIème siècle, le médecin britannique Edward Jenner va développer la vaccination, qui se révélera bien plus efficace.

La dernière période correspond à l'éradication officielle de la variole, proclamée en grande pompe, le 9 décembre 1979, par l'Organisation Mondiale de la Santé[146].

La vaccination en Tunisie

La variolisation des enfants était largement pratiquée par les bédouins tunisiens, bien avant l'arrivée de la médecine pastorienne. Même au fond des *douars*[147], les villageois avaient l'habitude de solliciter le *hajjem* (barbier) pour cet acte[148].

Le bactériologiste français Adrien Loir, neveu de Louis Pasteur, nous décrit la manière particulière dont les *hajjem* pratiquaient l'inoculation : « Pour varioliser, ils inoculent le pus des pustules de variole bénigne sur le dos de la main, dans le premier espace interdigital ; mais, à côté de cette inoculation directe, on provoque encore la maladie

---

[146] Voir résolution WHA 33.3 du 8 mai 1980

[147] Villages

[148] Guégan Jean-François, *Un an sur les bords de la Medjerdah. Notes et souvenirs*, in *Archives de l'Hôpital du Val de Grâce*, Paris, boîte 131 (Tunisie)

en mettant, par exemple, le sujet à immuniser dans le lit d'un varioleux et en obligeant ce malade à décortiquer des fruits secs, tels que : amandes, noisettes, noix, etc.... que son compagnon de lit doit absorber. On cherche encore à donner la maladie en grattant les croûtes de variole, que l'on fait avaler dans du lait aux individus sains[149] ».

Les médecins de colonie rapportent également une pratique courante dans les *douars*, consistant à exploiter les varioles *min and rabbi* (varioles de dieu). Il s'agit simplement de provoquer, à partir d'un cas de variole spontanée, la maladie atténuée chez tous les enfants du village.

Cette technique s'est malheureusement révélée désastreuse, car elle a provoqué des épidémies bien réelles, multipliant des taux de mortalité infantile déjà anormalement élevés, parfois supérieurs à 150‰ : « Les divers modes de variolisation et de contagion provoquée pratiquées par les indigènes enlèveraient jusqu'à 20% des sujets qui prennent la maladie[150] ».

Contrairement à ce que l'on croit, la vaccination a été introduite en Tunisie bien avant l'instauration du protectorat français en 1881. En effet, en 1854 déjà, les premiers essais réussis de vaccine avaient eu lieu à Tunis. Après une visite du bey Ahmed au roi Louis-Philippe en France, le lieutenant-colonel Campenon dirige une mission médicale en Tunisie, au cours de laquelle le Docteur Cotou vaccine quelques Tunisois volontaires – des cobayes plus ou moins informés ?

Après quelques années de vogue, le vaccin retombe toutefois en désuétude. Il connaitra un nouveau regain d'intérêt en 1879, lorsqu'un arrêté du Bey Mohamed Sadok organise un service de vaccination à l'hôpital Sadiki.

---

[149] Loir Adrien, *La France en Tunisie*, Carré et Naud, paris, 1897, p. 107
[150] Loir Adrien, *La France en Tunisie*, Carré et Naud, paris, 1897, p. 107

Ce service historique, véritable avancée technologique en cette période, comprend deux médecins, des infirmiers, un laboratoire équipé, et plusieurs génisses destinées à produire du vaccin. Le 13 septembre 1885, un arrêté du Bey nomme le Docteur Bastide à la tête de ce service.

Pourtant, pratiquement personne ne se présente au service de vaccination, ce qui donne l'idée au Docteur Bastide de mettre en place une prime de vaccination. Il publie ainsi au *Journal Officiel* l'avis suivant : « Des primes de 5 piastres (3 francs) seront accordées sur leur demande, aux parents dont les enfants, vaccinés par le médecin chargé du service, seront reconnus propres à fournir du vaccin[151] ».

Bien que contestable, la méthode semble porter ses fruits : les patients, essentiellement de très jeunes enfants, se pressent désormais à la porte du service de vaccination, et malgré la suppression de la prime après deux années, le nombre de vaccinations à l'hôpital Sadiki évolue d'une manière exponentielle[152] :

- 1886 : 182 personnes
- 1887 : 216 personnes
- 1888 : 540 personnes
- 1889 : 832 personnes
- 1890 : 916 personnes
- 1891 : 970 personnes
- 1892 : 1129 personnes

Désormais, la vaccination était lancée à Tunis et dans les grandes villes, et en particulier Sfax et Sousse. La situation est différente dans les campagnes.

---

[151] Gomma François, *L'assistance médicale en Tunisie. Essai sur l'histoire de la médecine et de l'hygiène publiques dans la Régence*, Thèse pour le doctorat en médecine, Imprimerie Y. Cador, Bordeaux, 1904, p. 177

[152] Gomma François, *L'assistance médicale en Tunisie. Essai sur l'histoire de la médecine et de l'hygiène publiques dans la Régence*, Thèse pour le doctorat en médecine, Imprimerie Y. Cador, Bordeaux, 1904, p. 178

La vaccination dans les villages tunisiens

Un personnage va jouer un rôle clé dans l'introduction et la diffusion de la vaccination des enfants dans les *douars* : le médecin de colonie, qui était affecté au plus profond des campagnes, et était chargé de la couverture sanitaire des populations rurales[153].

Parmi ses prérogatives, figurait la vaccination des indigènes, contre la variole, mais également contre la rage. Des primes pour les vaccinations réussies étaient d'ailleurs prévues par le gouvernement pour le médecin colonial.

Pourtant, la vaccination ne sera pas aussi bien acceptée par les bédouins que par les citadins. Les médecins de colonie témoignaient ainsi que les indigènes les attendaient et leur manifestaient toute leur sympathie lorsqu'ils venaient dispenser des soins dans les *douars*.

C'est aux cris joyeux de « *Orbtou el kleb, etbib je !*[154] » qu'ils étaient accueillis par les villageois. Toutefois, ces mêmes bédouins les fuyaient dès lors qu'ils proposaient de vacciner les enfants contre la variole.

C'est à partir d'une série de malentendus qu'est née cette peur du vaccin. Certes, le médecin de colonie jouissait d'un prestige et d'un respect de la part des populations, mais il n'en était pas moins un *roumi*[155], et de ce fait il était l'envahisseur, le mécréant. Ses actes, quand ils débordaient de l'acte de soin habituel, étaient donc suspects.

Les parents craignaient ainsi que la lancette du médecin, qui était le plus souvent militaire, ne serve de marqueur, désignant les garçons pour le service militaire. Il est vrai que les scarifications laissaient une cicatrice

---

153 Bouhdiba Sofiane, *Médecin du bled. Sur les pas du médecin de colonie dans le Protectorat tunisien (1881-1956)*, L'Harmattan, Paris, 2013

154 « Attachez les chiens, le médecin est arrivé ! »

155 Européen

indélébile et suspecte. On craignait, de même, que les filles soient sélectionnées pour les maisons hospitalières.

Les bédouins préféraient ainsi solliciter le *hajjem* (barbier), issu de leur milieu, pour pratiquer une variolisation (inoculation, contact avec un variolé,...), lorsque l'épidémie de variole se faisait trop menaçante.

Par ailleurs, les villageois étaient intimement convaincus que la vaccination allait à l'encontre des prescriptions de l'Islam, car ils avaient bien compris que vacciner consistait à inoculer, non pas un élément interne, comme ils avaient coutume de le faire lors de la variolisation, mais le sang d'une génisse.

Certaines tribus considéraient que le simple fait d'œuvrer en vue d'empêcher la survenue d'un mal allait à l'encontre de la volonté d'*Allah*. D'un autre côté, partant du principe que le croyant doit préserver sa santé, il était accepté de guérir un mal déjà installé dans l'organisme du croyant. Intégrer dans son corps un produit plus ou moins impur, bien que la vache ne soit pas un animal « *manzous*[156] », était une autre affaire.

De plus, durant le mois de *Ramadhan*, les médecins devaient interrompre leur programme de vaccination des adultes, car absorber un produit était considéré comme une forme de rupture du jeune[157].

Au-delà de ces obstacles d'ordre culturel, la suspicion à l'égard de la vaccination était sciemment entretenue par divers personnages, qui craignaient de perdre de leur autorité, de leur prestige, et surtout de leurs revenus. Pendant les campagnes antirabiques, les médecins de colonie français, armés de leurs seringues, avaient ainsi du mal à soutenir la concurrence de personnages tels que

---

[156] Impur, qui nécessite de refaire ses ablutions après l'avoir touché

[157] Aujourd'hui encore, de nombreux Tunisiens préfèrent s'abstenir de vaccination, soins dentaires, anesthésie... durant le mois de Ramadhan. Les préjugés ont la vie dure.

Hassen El Thelik, qui guérissait la rage dans les villages alentour de Ksour Essaf, dans la région de Mahdia, avec des préparations de cantharidine incorporées à du ragoût d'agneau.

A Jammel, village au sud de Monastir, c'est encore un autre personnage, *El Mellouli*, qui bénéficiait d'une « confiance illimitée » auprès des villageois. Ces derniers prétendaient « n'avoir eu, de mémoire d'homme, à déplorer son insuccès que dans un seul cas, celui d'un homme de la petite ville de Moknine, qui, mordu grièvement en différents endroits du corps, principalement sur des parties découvertes, comme la tête, le visage, les mains, succomba, malgré l'application du traitement et les soins empressés dont il fut l'objet »[158].

Les médecins français devaient donc convaincre les villageois de l'inefficacité des traitements basés sur la dévotion, voire la sorcellerie, sur l'immunisation des enfants. Les parents préféraient même envoyer les enfants mordus boire l'eau du *Bir El Afou,* « le puits du pardon », dans la zaouïa de *Sidi Abd El Kader El Jilani*, à Menzel Bou Zelfa, ou celle de *Bir koubbet Sidi Bou Othman*, à Jammel.

Dans la région de Sfax, on plongeait les enfants rabiques dans la mer au pied du mausolée de *Sidi Mansour El Ghoulam*, ou bien on leur faisait faire sept fois le tour du mausolée de *Sidi Meserra.* A *Sidi Abdallah Bou Gerboua*, mausolée situé sur la route reliant la ville sainte de Kairouan à Sfax, les pèlerins embrassaient la tente du mausolée et mangeaient une poignée de terre pour se préserver de la rage.

Un autre malentendu était né à propos des résultats de la vaccination. Les bédouins, illettrés et crédules, n'étaient

[158] Camussi H., *La rage, son traitement et les insectes vésicants chez les arabes,* in *Journal asiatique,* huitième série, tome XII, Imprimerie nationale, Paris, 1888, p. 300

pas convaincus de l'efficacité du vaccin, et des rumeurs colportées d'un *douar* à l'autre faisaient état d'enfants morts des suites de leur vaccination.

Il faut reconnaître que, jusqu'en 1894, la vaccination effectuée par les médecins de colonie n'était pas toujours efficace, car le vaccin était expédié de Paris, Bordeaux, Tours, Montpellier ou Milan, et arrivait souvent partiellement altéré à Tunis.

En l'absence de chaîne du froid, le précieux produit perdait encore de son efficacité durant son transport de la capitale vers les postes éloignés où officiaient les médecins.

La situation va changer à partir de 1894, lorsqu'Adrien Loir annexe à l'institut Pasteur de Tunis un « centre vaccinogène ». Dans cet espace novateur, des génisses sélectionnées fournissent du vaccin frais qui est ensuite expédié aux médecins de colonie à l'intérieur du Protectorat.

La création de ce centre est tombée à point nommé, coïncidant avec l'épidémie de variole qui frappera la Tunisie la même année.

Pour achever les programmes de santé infantile préventive en milieu rural, il fallait donc convaincre les populations du bien-fondé de la vaccination. Et la tâche n'était point aisée.

Une stratégie de communication

Les autorités coloniales avaient toujours refusé, malgré les pressions de la métropole, de rendre obligatoire la vaccination dans le protectorat tunisien, pour deux raisons : d'abord, pour éviter les problèmes qu'une telle mesure soulèverait, et notamment chez les peuples à peine soumis des campagnes.

Par ailleurs, il y avait peu d'enthousiasme pour créer en Tunisie un délit qui n'existait pas en France[159]. C'est donc plutôt au niveau de la communication que des stratégies ont été progressivement mises en place, afin de dissiper les malentendus à propos de la vaccination.

Il fallait redorer le blason du médecin de colonie en Tunisie. Les expositions universelles et les expositions coloniales[160] seront l'occasion de reconstituer des décors mettant en scène des médecins soignant des villageois dans une oasis ou au sommet d'une montagne.

L'image du médecin français dévoué, assis sous un palmier en train de vacciner une file d'enfants arabes en haillons, fera le tour du monde civilisé, mais elle parviendra également aux nomades aux confins du Sahara. Il s'agissait de montrer aux bédouins que la France leur apportait les bienfaits de la civilisation, en permettant aux nouveau-nés de survivre..

On connaissait la position de l'élite tunisoise, enthousiaste et très largement favorable à la médecine pastorienne. Cela ne suffisait toutefois pas pour influer sur les comportements des bédouins. Afin de dissiper tout malentendu concernant la licéité de la vaccination, et pour tranquilliser les esprits « moins bien formés », le gouvernement tunisien a publiquement consulté les *Ulama*, ces docteurs de la loi musulmane.

C'est ainsi que le Docteur Béchir Dinguizli (1869-1834), premier médecin diplômé tunisien[161], a posé la question de savoir s'il était permis par l'Islam d'injecter du vaccin de génisse dans l'organisme d'un croyant. Il s'était adressé aux savants de la Grande mosquée de

[159] Ce n'est que le 15 février 1902 qu'une loi rendra obligatoire la vaccination contre la variole en Tunisie

[160] Les plus réussies étant les expositions coloniales de 1926 à Marseille et de 1931 à Paris

[161] Il a soutenu sa thèse de médecine à l'Université de Bordeaux le 12 mai 1897

Tunis, qui lui ont répondu en ces termes : « L'inoculation de cette maladie (la vaccine) sous une forme bénigne en vue de se préserver de la dangereuse maladie dit « variole » est licite et permise ».

Le très respecté *Cheikh* Mustapha El Trabelsi, *Bach mufti* à Tripoli, avait même rapporté que « La vaccination est permise par la loi religieuse[162] ».

Enfin, la suspicion vis-à-vis de la vaccination des enfants va se dissiper peu à peu d'elle-même. Les bédouins, voyant que la variole attaquait rarement les enfants vaccinés, commencent à se présenter devant le médecin de colonie pour vacciner tous les membres de la famille.

De même, de nombreux cas d'enfants mordus par des chiens enragés, et sauvés suite à un vaccin, va achever de convaincre les villageois du bien-fondé de la vaccination.

Lentement mais sûrement, la vaccination entre dans les mœurs des Tunisiens jusqu'au plus profond des campagnes. Pour la première fois depuis des siècles, la mortalité infantile commence à reculer.

---

[162] El Trabelsi Mustapha, *El fatawi el kamilia*

Chapitre IX
HISTOIRE DE LA PEDIATRIE EN TUNISIE

Depuis la publication des deux œuvres majeures « *Rissala fi al atfal*[163] » par le médecin persan Abou Bakr Mohammad ibn Zakariya al Razi (Rhazès) et « *Kiteb siyasat al sibyanwa tadbirouhoum* », du médecin arabe Abou Jaafar Aḥmed ibn Ibrahim ibn abi Khaled ibn al Jazzar, la médecine arabo musulmane aura largement inspiré le développement de la pédiatrie en Tunisie[164].

Retour sur une spécialité méconnue, dont le rôle dans le recul de la mortalité infantile n'est plus à démontrer.

Introduction de la pédiatrie en Tunisie

Jusqu'à l'arrivée des colons français en 1881, la santé infantile en Tunisie était du ressort exclusif de praticiens traditionnels ancrés localement, tels que des sage-femmes, des vendeurs de plantes – nous n'osons employer le mot phytothérapeute – des *hajjems*[165], des ventouseurs, des masseurs, des guérisseurs...

La pharmacopée des maladies infantiles était d'ailleurs réduite à des remèdes simples fabriqués à base de plantes. On recourait aussi à des massage, des diètes, des pratiques spitrituelles...

---

[163] Traduit vers le milieu du XIIème siècle par Gérard de Crémone et imprimée à plusieurs reprises en 1481, ce livre inspirera la plupart des traités de pédiatrie parus en Europe entre le Xème et le XVIIème siècle

[164] Citons également l'ouvrage d'obstétrique et de puériculture « *Kiteb tadbir al habal wal atfal* » (*Livre du régime des femmes enceintes et des nouveau-nés*) du médecin Ahmed ibn Mohamed ibn Yahya al Baladi, qui exerça en Egypte au Xème siècle

[165] Barbiers

Ces méthodes traditionnelles, transmises de génération en génération, existent encore aujourd'hui : c'est ainsi qu'on traite encore les gaz du bébé avec du *besbes*[166], ou qu'on masse encore la gorge enflammée avec du *flayou*[167].

Comme nous l'avions expliqué *infra*, les médecins français introduisent des pratiques médicales modernes, comme la vaccination des enfants. Ils construisent également des hôpitaux dans les principales villes, avec notamment les premiers services de pédiatrie.

Les premiers médecins français affectés dans le protectorat tunisien vont également jouer un rôle clé dans la formation académique et sur le tas des médecins tunisiens.

Dès la fin des années 1950, les jeunes médecins tunisiens vont prendre le relais de leurs mentors français, comme ce fut le cas au sein de l'hôpital de la Rabta, institution historique dans la pédiatrie tunisienne.

En 1956, lorsque le pays acquiert son indépendance, le docteur André Corcos chef du service de médecine interne, avait créé une unité dédiée à l'hospitalisation des enfants au premier étage de l'établissement. Il la place sous la direction de son assistant, le docteur Chedly Tabbane.

En 1959, l'unité devient autonome et prend le nom de « service de pédiatrie », le premier en Tunisie. Chedly Tabbane, qui vient de réussir au concours de médicat des hôpitaux, est nommé chef du service.

Le nouveau service pédiatrique comprend une dizaine de lits, et le chef de service est secondé par deux médecins, Sarah et Victor Corcos, respectivement épouse et frère d'André Corcos. On le voit bien, la tunisification de la pédiatrie a du mal à se concrétiser, en même temps que la pédiatrie reste une affaire de famille. Une petite

---

[166] Anis

[167] Menthe sauvage

équipe de cinq infirmiers assure les activités paramédicales de jour et de nuit, avec une moyenne de 70 consultations quotidiennes.

En 1965, Chedly Tabbane est affecté à l'Institut de l'enfance. Le docteur Radhi Ben Osman, qui était assistant à l'hôpital Charles Nicolle, prend la tête du service, qui devient universitaire et reçoit des externes, des internes et des résidents de la toute nouvelle faculté de médecine de Tunis.

Des médecins coopérants, français pour la plupart, viennent de temps à autre renforcer l'équipe médical. Radhi Ben Osman sera relayé en 1988 par Marie Françoise ben Dridi[168].

Le premier service pédiatrique de Tunisie va rencontrer, dès sa création, trois problèmes majeurs, comme le souligne l'anatomo-pathologiste tunisien Mohamed Moncef Zitouna : « L'absence de personnel paramédical spécialisé en pédiatrie, et de structure hospitalière capable de répondre aux besoins des enfants, ce qui a incité le Dr Tabbane à faite hospitaliser les mères de ses jeunes patients.

Ce nouveau mode d'hospitalisation, qui palliait les insuffisances des structures de l'hôpital, a nécessité l'éducation des mères et permis d'éviter le traumatisme de la séparation mère-enfant.

L'absence de formation pédiatrique des médecins spécialistes de l'hôpital, notamment les radiologues et les chirurgiens qui avaient des difficultés à interpréter les lésons radiologiques ou à prendre en charge les enfants qui leur étaient confiés.

L'absence, au début, de gardes médicales pédiatriques ; pour y remédier, le Dr Tabbbane mettait à la disposition des infirmières des de garde des protocoles thérapeutiques,

---

168 Zitouna Mohamed Moncef, *L'hôpital la Rabta. Un siècle d'histoire*, Simpact, Tunis, 1997, pp. 61-62

permettant d'assurer les premiers soins d'urgence en particulier lors des déshydratations[169] ».

Après l'indépendance du pays en 1956, le jeune gouvernement tunisien entreprend de vastes réformes dans le domaine de la santé infantile. C'est dans ce cadre que d'ambitieux programmes nationaux de santé infantile sont lancés, ciblant les enfants dès leur plus jeune âge.

Comme dans beaucoup d'autres pays du « tiers-monde émergent », la vaccination de masse permet d'éradiquer les grandes maladies infantiles traditionnelles, telles que telles que la poliomyélite, la rougeole, la diphtérie, la variole….

Dans un second temps, les centres de santé communautaires permettent d'étendre les bienfaits de la médecins pastorienne au monde rural, qui représentait alors une part importante de la population[170].

Les premières facultés de médecine sont créées au début des années 1960, proposant en priorité des programmes de formation en gynécologie et en pédiatrie pour les futurs médecins.

La Tunisie étant encore en amont de sa transition épidémiologique[171], les premières formations universitaires se concentrent sur les principales affections pédiatriques, telles que les infections respiratoires, les diverses formes de diarrhées, ainsi que les maladies parasitaires.

Aujourd'hui, pour exercer la pédiatrie, il faut d'abord étudier la médecine générale durant sept années sanctionnées par un diplôme de médecine générale, réussir

---

169 Zitouna Mohamed Moncef, *L'hôpital la Rabta. Un siècle d'histoire*, Simpact, Tunis, 1997, p. 62

170 Au début des années 1960, 62% de la population tunisienne était rurale, contre seulement 30% aujourd'hui

171 Omran Abderrahmen, *The epidemiologic transition : a theory of the epidemiology of population change,* in *The Milbank memorial fund quarterly,* n° 49/4, 1979, pp. 509-538

un concours de résidanat, avant de suivre une formation spécialisée de quatre ans. La pédiatrie fait partie des spécialités les plus demandées par les jeunes étudiants.

La redéfinition de la pédiatrie

A l'origine, la pédiatrie est une spécialité médicale exclusivement dédiée à l'enfant, c'est-à-dire tout individu âgé de moins de 18 ans. Elle couvre l'étude, la prévention, le diagnostic et le traitement des pathologies de l'enfant.

Contrairement aux autres spécialités médicales qui sont exclusivement définies par rapport à des organes ou des systèmes, la pédiatrie tire plutôt sa spécificité des caractéristiques de sa population cible. C'est également le cas de certaines spécialités, telles que la gynécologie ou la gériatrie, dans lesquelles les patients relèvent de caractéristiques démographiques prédéfinies.

Le pédiatre commence d'ailleurs à intervenir dans un ordre chronologique, prenant immédiatement la succession du gynécologue. S'il parvient à établir une relation de confiance avec les parents, il accompagnera l'enfant jusqu'à l'adolescence, passant alors le relais au médecin généraliste ou autres spécialistes.

Tout au long des consultations durant l'enfance, le pédiatre joue le rôle de charnière avec les autres spécialités. Par exemple, dès lors qu'il diagnostique une affection dont le traitement est chirurgical, il adresse son jeune patient au spécialiste concerné : chirurgien pédiatre, chirurgien orthopédiste pédiatrique, chirurgien cardiovasculaire...

Jusque vers l'âge de six ans, le pédiatre traite essentiellement des maladies infectieuses. Le système immunitaire étant encore insuffisamment développé, l'enfant est sans défense face aux virus et bactéries. Le pédiatre devra donc soigner la rougeole, la rubéole, la varicelle, la coqueluche, les oreillons, l'angine, la rhinopharyngite, l'otite, la bronchiolite... Il sera de ce fait chargé de suivre la vaccination de l'enfant, qui est aujourd'hui assurée en partie par la médecine scolaire.

Rappelons que le Programme National de Vaccination de la Tunisie couvre un calendrier strict : à la naissance, le nouveau-né reçoit une dose du vaccin contre la tuberculose (BCG), avec une dose du vaccin de l'Hépatite B dans les 24 heures suivant la naissance.

On lui administre un peu plus tard trois doses du vaccin Pentavalent (antigènes DTCoq, Hépatite B et Haemophilus influenzae type b) à l'âge de 2, 3 et 6 mois, avec un rappel de DTCoq à l'âge de 18 mois.

A partir de l'âge de 2 mois, l'enfant reçoit 4 doses du vaccin de la Polio[172]. La vaccination comprend également deux doses du vaccin bivalent Rougeole Rubéole aux âges de 12 et 18 mois[173].

Si l'enfant est suffisamment protégé par la couverture vaccinale, en revanche au sortir de la petite enfance les affections se diversifient, avec des origines génétiques, nutritionnelles, endocriniennes, neurologiques, cardiaques, ophtalmologiques, voire psychiatrique.

Par ailleurs, à partir de l'âge de cinq ans environ, l'enfant sort du nid familial et connait ses premiers traumatismes : chute de bicyclette, morsure de chien, bagarre… L'école est également l'espace dans lequel les parents se rendent compte avec stupéfaction de problèmes

---

[172] Pour les enfants nés après juin 2017, on administre une dose de VPI (Vaccin Poliomyélite Inactivé) à 2 mois, une deuxième à 3 mois, une première dose de VPO (Vaccin Poliomyélite Oral) à 6 mois suivie d'une deuxième à 18 mois. Les enfants nés avant cette date ont reçu une première dose de VPO à 2 mois et une deuxième à 3 mois, une dose de VPI à 6 mois et une dose de VPO à 18 mois

[173] Institut National de la Statistique, *Enquête par grappes à indicateurs multiples (MICS)*, INS, Tunis, Février 2019, p. 128

communs comme la myopie, ou plus complexes, tels que la dyspraxie, l'hyperactivité…

En Tunisie comme ailleurs, les parents sont systématiquement confrontés à une période de confusion lorsque, vers l'âge de quinze ans, la frontière entre la pédiatrie et les autres spécialiste devient ténue : faut-il alors continuer à consulter le fidèle pédiatre, ou alors se décider à emmener son enfant chez le gynécologue, le dermatologue, l'orthopédiste… ?

Le choix est parfois bien difficile à établir, d'autant plus que, du fait de l'hyper spécialisation de la médecine moderne, de nombreuses sous-spécialités sont nées, telles que la néonatologie, la neuropédiatrie, la néphropédiatrie, la dermatopédiatrie, la cardiopédiatrie, la pneumo-allergo-pédiatrie, l'oncopédiatrie, l'ophtalmopédiatrie, la pédopsychiatrie…

La néonatologie

La néonatalogie est une spécialité médicale qui prend en charge les nouveau-nés, c'est-à-dire les enfants âgés de moins de 28 jours. Elle concerne plus spécifiquement les enfants prématurés, nés avant 37 semaines d'aménorrhée), ainsi, que les post-maturés, nés après 42 semaines.

Si cette spécialité remonte aux années 1960 dans les pays du Nord, elle n'est apparue qu'au début des années 1980 dans le système de santé publique tunisien. En effet, il aura fallu attendre le début de la transition épidémiologique, pour que les professionnels de la santé infantile commencent à s'intéresser à la mortalité néonatale.

Ainsi, les programmes de vaccination massive, l'amélioration de la nutrition de la mère et de l'enfant, la planification familiale, la médicalisation des grossesses, la réhydratation orale, la meilleure prise en charge des infections respiratoires aigües, ont progressivement entraîné un recul de la mortalité infantile post néonatale. C'est donc à partir de ce moment que l'on a commencé à s'intéresser au premier mois de vie, qui constitue une sorte de « roche dure » de la mortalité infantile.

En 1980, le centre de maternité et de néonatologie de Tunis ouvre ses portes à Bab Saadoun[174], inaugurant ainsi « l'ère de la maternité sans risque[175] ». Dans la foulée, quelques années plus tard, d'autres centres de néonatologie sont créés à Sousse et à Sfax.

La néonatologie est ensuite progressivement introduite dans les services pédiatriques des hôpitaux régionaux, avant d'être intégrée dans les cursus des facultés de médecine.

Parallèlement, quelques cliniques privées se spécialisent dans les soins aux nouveau-nés, complétant ainsi l'offre de soin néonatal national.

Les défis de la pédiatrie

La répartition des lits hospitaliers publics de pédiatrie et néonatologie est assez inégale en Tunisie, comme on peut le voir dans le tableau récapitulatif ci-dessous :

---

[174] Quartier concentrant les institutions de santé publique de la capitale

[175] Khrouf Fatma, *Néonatologie*, in *Santé et médecine en Tunisie*, Médicalis, Tunis, 2003, p. 385

Indice lits hospitaliers publics de pédiatrie et néonatologie pour 10 000 enfants (-15 ans), Tunisie, 2021

Gouvernorats	Lits/10 000 enfants
Tunis	18.6
Ariana	1.7
Ben Arous	2.5
La Manouba	1
Nabeul	4.2
Zaghouan	4
Bizerte	7.6
Béja	7.1
Jendouba	10
Le Kef	7.3
Siliana	3.8
Sousse	7.7
Monastir	7.6
Mahdia	6.3
Sfax	5.6
Kairouan	3.6
Kasserine	3.8
Sidi Bouzid	4.6
Gabes	5.4
Médenine	7
Tataouine	8
Gafsa	6.2
Tozeur	9.8
Kébili	6.9
Tunisie	**6.4**

(Source : Ministère de la Santé, Direction des études et de la planification, *Carte sanitaire 2020-2021*, Tunis, 2022, p. 78)

On le voit bien dans le tableau, la répartition des lits pédiatriques est bien inégale, l'intérieur du pays constituant un désert médical pédiatrique.

Par ailleurs, sur 729 pédiatres publics et privés officiant en Tunisie, près de la moitié, soit 303 sont concentrés dans la région du Grand Tunis. Comme c'est le cas pour les autres spécialités, les jeunes médecins préfèrent s'installer dans les quartiers prestigieux de la capitale, pour y faire une carrière confortable, avec une clientèle solvable.

En revanche, dans les vastes gouvernorats du sud du pays, les pédiatres sont rares pour ne pas dire absents : seulement deux pédiatres dans tout le gouvernorat de Kébili, trois à Tataouine, quatre à Tozeur.

Même si ces régions sont trop peu habitées et ne justifient pas sur le plan économique l'ouverture de centres spécialisés, les parents se retrouvent dans l'obligation de parcourir de grandes distances pour bénéficier de soins infantiles.

S'agissant d'un simple contrôle ou d'une vaccination, cela ne pose pas de véritable problème, par contre lorsqu'il s'agit de traiter une affection urgente, la survie de l'enfant pourrait être mise en jeu.

Pour pallier aux carences de spécialistes, le gouvernement met en place des rotations, en organisant des permanences hebdomadaires, par exemple en faisant venir régulièrement des pédiatres des régions limitrophes.

Malgré les grands progrès réalisés dans le domaine de la pédiatrie, le système de santé publique tunisien reste confronté à plusieurs défis, notamment l'accès aux soins infantiles dans les poches de pauvreté rurales, la prévalence croissante de maladies non transmissibles chez les enfants tels que l'obésité et le diabète.

La digitalisation des dossiers médicaux et la télémédecine permettent aujourd'hui de pallier en partie à ces problèmes d'accès.

Chapitre X
TAHT EZZITOUNA.
UN ANACHRONISME DE GAFSA ET SIDI BOUZID ?

A l'instar des autres pays du monde, la santé reproductive en Tunisie est étroitement liée à la qualité du système de santé publique, mais également à l'accès qu'a la population aux services de soins existants.

Or, bien souvent une partie de la population n'a pas accès aux services de soins existants, du fait de l'accumulation de diverses barrières d'ordre économique, social, culturel, religieux, voire juridique.

Il existe d'ailleurs un lien direct entre les indicateurs de santé reproductive (ratio de mortalité maternelle, taux de mortalité néonatale, taux de mortalité infantile…) et le degré d'accès des Femmes en Age de Reproduction (FAR) aux services de santé reproductive (taux de consultations prénatales, taux d'accouchements assistés[176], taux de consultation postnatales,…).

En effet, lorsqu'une femme enceinte se rend dans un service médical pour assurer le bon déroulement de sa grossesse, et lorsqu'elle accouche en milieu médical, le risque de mortalité néonatale, infantile et maternelle est fortement réduit.

De même, un suivi post-natal précoce et régulier s'avère être un garant de bonne santé pour le nouveau-né.

En Tunisie, les accouchements se déroulent majoritairement en milieu médical, c'est-à-dire dans un

---

[176] Est considéré assisté un accouchement ayant eu lieu en présence d'une personne médicalement qualifiée. Un accouchement dans une ambulance est donc considéré comme un Accouchement en Milieu Assisté (AMA)

hôpital public ou, pour les familles les plus aisées, dans une clinique.

La pédiatre tunisienne Rafla Tej Dellagi avait ainsi fait un étonnant constat, dans une Tunisie reconnue pour la réussite de son programme de santé de base : « Ce pourcentage atteint les 100 pour cent dans le district de Tunis, la région du Nord Est, la région du Centre Est et le gouvernorat de Kasserine. Il est le plus faible à Sidi Bouzid (88 pour cent).

Ce pourcentage est un peu plus élevé en milieu urbain (100 pour cent) par rapport au milieu rural (97 pour cent). Il est également très élevé parmi les femmes de niveau d'éducation primaire et au-delà et parmi celles issues des ménages du second quintile et au-delà[177] ».

Nos entretiens avec des femmes des communautés rurales, avec le personnel médical et paramédical, ainsi qu'avec les cadres de l'administration sanitaire dans de nombreuses régions du pays nous ont permis de confirmer ces exceptions étonnantes dans les gouvernorats de Gafsa et Sidi Bouzid, en ce qui concerne la pratique de l'accouchement à domicile.

Dans ces deux régions enclavées du pays, la pratique de l'accouchement « *taht ezzitouna* », littéralement sous l'olivier, s'inscrit comme un véritable anachronisme. Voyons cela de plus près.

Les visites périnatales

Un long travail de terrain dans les villages des gouvernorats de Gafsa et Sidi Bouzid nous a permis de vérifier que les pratiques périnatales semblent suivre une courbe descendante au cours de la grossesse. Ainsi, la majorité des femmes interrogées déclaraient se rendre

---

177 Dellagi Tej Rafla, *Réduire la mortalité maternelle en Tunisie. Actes de l'atelier du 12 mars 2014*, Tunis, 2014

d'abord avec enthousiasme au dispensaire local pour effectuer les premières visites prénatales, mais avouaient ensuite un certain relâchement, au fur et à mesure que la grossesse évoluait.

Généralement, les femmes de la région adhèrent au programme de visites prénatales, pour plusieurs raisons : d'abord, le dispensaire est relativement proche de leur domicile[178], et elles peuvent y accéder à pied. Il est vrai qu'il faut parfois marcher plus de deux heures pour arriver au dispensaire le plus proche, mais peu importe !

On a l'habitude de marcher pour aller à l'école, au puits, chez la – lointaine – voisine, ou pour aller travailler aux champs. Faut-il le rappeler, le rapport à la distance dans les campagnes n'est pas le même que celui du citadin.

Par ailleurs, lors des premières visites prénatales, les parturientes sont encore dans une bonne forme physique, et peuvent marcher, travailler dans les champs, faire la corvée de l'eau. C'est à partir de la troisième visite qu'elles deviennent « lourdes[179] » et renoncent à effectuer de longues marches[180].

L'attrait des visites prénatales réside également dans le fait que les femmes « ne rentrent pas les mains vides » du dispensaire : l'infirmière leur remet toujours quelque médicament, un pansement, un préservatif, voire une bouteille d'eau.

Enfin, le dispensaire est considéré comme un lieu de socialisation féminin, puisque la visite prénatale donne lieu à un contact avec d'autres parturientes du voisinage,

---

[178] Les dispensaires constituent la première ligne de la Santé de Base ; ce sont des structures simples, implantées en milieu rural, au plus proche des citoyens.

[179] Au sens de enceintes, proches de l'accouchement

[180] Notons que l'expression « longue marche » couvre une réalité différente dans les campagnes, et dépasse largement ce qui est considéré comme tel dans les communautés urbaines.

ce qui est l'occasion d'un échange d'expériences, de la prise de nouvelles de la communauté, ou simplement d'un peu de repos dans un espace convivial, parfois climatisé.

Ces éléments peuvent sembler a priori anodins, mais nous aurons l'occasion de constater infra que leur absence en milieu hospitalier va plus tard jouer à l'encontre de l'accouchement en maternité.

Le lieu de l'accouchement

Malgré un suivi prénatal plus ou moins régulier, une partie des femmes qui ont déjà accouché à domicile nous ont avoué que leur prochain accouchement se fera probablement à la maison. Dans les villages de Biyada et Bir Saad[181] environ 80% des naissances avaient eu lieu à domicile.

Nous avions retrouvé à peu près les mêmes chiffres lors de notre enquête dans les villes rurales de Jelma et Rgueb, dans le gouvernorat limitrophe de Sidi Bouzid.

Certes, ces chiffres extrêmement élevés ne sont guère représentatifs de l'ensemble de la population des gouvernorats de Gafsa et Sidi Bouzid, mais ils démontrent bien l'existence de poches rurales dans lesquelles le phénomène de l'accouchement à domicile semble concentré, et assurément bien ancré dans les mœurs locales.

Seules certaines femmes privilégiées, manifestement plus éduquées et plus aisées que les autres, ont déclaré avoir fréquenté le système de santé public – dispensaire, centre de maternité de l'Office National de la Famille et de la Population, hôpital… – depuis le jour où elles ont appris qu'elles étaient enceintes jusqu'à leur terme, avant de

[181] Gouvernorat de Gafsa

migrer ensuite brusquement vers le secteur privé, en choisissant d'accoucher dans une clinique.

Dans le cas de Sidi Bouzid, gouvernorat non doté de cliniques, ces femmes font même l'effort de se rendre dans un autre gouvernorat, ou bien prennent le risque d'accoucher dans un cabinet privé, acte pourtant interdit.

Tant qu'il s'agit de suivi et d'analyses prénatals, ces parturientes s'accommodent avec les structures publiques, d'autant plus qu'elles sont moins coûteuses. Toutefois, dès qu'il est question d'accouchement et de soumettre son propre corps à des médecins, elles préfèrent se rendre dans une structure privée, car elles y trouvent un meilleur accueil.

Les visites post-natales

En général, après l'accouchement, les jeunes mères effectuent une seule visite postnatale, à l'occasion de l'*arbiin*[182]. Car selon la tradition arabo-musulmane, les jeunes mères et leurs nouveau-nés doivent observer une période de quarante jours sans sortir du domicile.

Cela explique en partie l'absence de visite post-natale au 8ème jour, pourtant exigé par le programme national de périnatalité.

La délivrance du carnet de vaccination du nouveau-né, à l'occasion de la première visite post-natale, constitue d'ailleurs un évènement d'importance pour les jeunes mères. Nous savons par expérience que, bien souvent dans les milieux défavorisés, la matérialisation de la visite médicale, au travers de la remise d'une ordonnance, d'un carnet de rendez-vous, ou même d'une simple carte de visite, revêt un enjeu stratégique.

[182] Quarantième jour après l'accouchement

Qui décide ?

Il peut paraitre étonnant que, en ce début de XXIème siècle, des jeunes femmes rurales, plus ou moins éduquées mais en tous cas libres de leurs choix, prennent la décision d'accoucher « sous l'olivier », alors même qu'il existe une infrastructure sanitaire spécialisée.

On peut alors se demander si ces femmes ont réellement un libre arbitre. En réalité, de nombreuses personnes exercent une forte influence dans la prise de décision et le choix du lieu de l'accouchement : la mère de la parturiente, la tante maternelle, mais également la voisine. Ce sont ces mêmes personnes qui prêtent ensuite assistance lorsque l'accouchement se fait à domicile.

Etonnement, la figure du mari est quasiment absente, son rôle se limitant à « se débrouiller une 404 bâchée[183] » pour assurer en toute urgence le transport vers l'hôpital[184].

Les risques

Accoucher sans assistance médicale est un acte assurément risqué, et les parturientes en sont pleinement conscientes. Le principal risque réside dans les hémorragies, ainsi que les complications dues aux circonstances de l'accouchement : « gros bébé », mauvaise présentation du fœtus, hypertension de la mère, risques d'infection…

De plus, les femmes qui accouchent à domicile s'avèrent plus souvent des multipares. En effet, les mères

183 Camionnette très populaire dans les campagnes tunisiennes

184 La représentation que l'on se fait aujourd'hui du milieu rural maghrébin surdimensionne l'image du mari et son rôle dans le noyau familial, lui donnant bien plus de pouvoir de décision qu'en réalité. Cette image déformée est probablement liée au fait que la femme rurale a plus souvent un accès exclusif au revenu, au travers d'une activité agricole ou artisanale, certes limitée, mais du moins à peu près régulière.

les plus attachées au principe de l'accouchement à la maison sont celles qui ont eu le plus grand nombre de grossesses.

Un dangereux effet d'entraînement va alors jouer ici : lorsqu'un précédent accouchement à domicile s'est bien passé, une femme est encouragée à accoucher à nouveau à la maison.

Par ailleurs, nous pensons que le fait d'accoucher en milieu assisté est un moyen efficace de mettre en contact les futures mères avec le système de santé sexuelle et reproductive.

Par exemple, c'est dans le cadre des accouchements en maternité que s'est développée une pratique d'éducation sexuelle, voire de dépistages des cancers ou des infections sexuellement transmissibles.

On sait ainsi que le contact qu'entretiennent régulièrement les femmes urbaines avec le système de santé reproductive est une des raisons expliquant la surfémininité de l'espérance de vie en Tunisie[185].

En effet, les hommes sont moins enclins à fréquenter le système de santé d'une manière préventive, et sont donc davantage exposés à une mortalité précoce.

Même si un contrôle médical poussé n'est pas systématiquement réalisé à l'occasion de tout accouchement, quelques brefs échanges entre la jeune mère et les professionnels de la santé sont une occasion unique de contribuer à améliorer la santé sexuelle et reproductive, au travers de conseils sur la contraception, sur les pratiques sexuelles, ou encore sur les traditions

---

[185] Bouhdiba Sofiane, *La mortalité urbaine en Tunisie,* Centre de Publication Universitaire, Tunis, 2012, pp. 102-105.

nuisibles, comme l'excision, le mariage *orfi*[186] ou la nuptialité précoce.

La question des césariennes

Dans les campagnes tunisiennes, c'est encore sous le mot « *el amalya*[187] » que l'on désigne l'acte d'accouchement par césarienne. Comme dans d'autres pays, ces dernières ont connu une explosion, atteignant une moyenne de 26% dans le gouvernorat de Sidi Bouzid, et même 38% à Gafsa. Nous sommes donc bien au-delà du seuil de 15% préconisé par l'Organisation Mondiale de la Santé (OMS)[188].

En réalité, il faut distinguer entre deux types de césariennes. Il y a d'abord les césariennes décidées par le gynécologue, en cas de grossesse difficile – gros bébé, présentation par le siège, malformation utérine…

L'augmentation du nombre de ces cas de grossesses difficiles est due au retard de l'âge au mariage[189], qui entraîne un recul mécanique de l'âge à la maternité.

Faut-il le rappeler, les professionnels de la santé considèrent qu'à partir de 35 ans une grossesse peut entraîner de graves complications lors de l'accouchement, avec des effets néfastes sur la mortalité infantile.

Il existe un deuxième cas d'accouchement par césarienne, dit « de convenance personnelle ». Il s'agit de la césarienne demandée – exigée – par la parturiente, par peur de l'accouchement. Ce phénomène existe partout

[186] Forme de mariage traditionnel et illégal, qui avait resurgi d'une manière éphémère avec la radicalisation d'une partie de la société tunisienne depuis l'avènement de la Révolution en 2011.

[187] Opération chirurgicale

[188] Organisation Mondiale de la Santé, *Déclaration de l'OMS sur les taux de césarienne*, OMS, Genève, 2014, pp. 1-3.

[189] Les femmes se marient aujourd'hui en moyenne à l'âge de 30 ans en Tunisie (INS, ONFP).

dans le monde, et exprime une peur de la femme des douleurs de l'accouchement.

En principe, une césarienne de convenance personnelle ne devrait aboutir qu'après un processus d'information/négociation, au cours duquel le personnel médical et paramédical tente de convaincre la parturiente d'accoucher naturellement. Or, il semblerait que, dans les régions de Gafsa et Sidi Bouzid, la demande de césarienne exprimée soit trop rapidement acceptée par le médecin[190].

Sans aller jusqu'à évoquer l'expression « épidémie de la césarienne » employé par le Docteur Marleen Temmerman, directrice du département Santé et recherche Génésiques à l'OMS, il semble évident qu'une véritable culture de la césarienne soit en train de se propager d'une manière insidieuse, même au plus profond des campagnes de tunisiennes.

Les parturientes ont recours à la césarienne dans le seul but d'éviter les douleurs de l'enfantement. De ce point de vue, la césarienne s'inscrit donc comme une alternative à la péridurale, qui semble inconnue dans la région.

La question de la « douleur bénie par Dieu » semble aujourd'hui dépassée. Seule une femme du village de Biyada nous avait avoué qu'elle considérait les douleurs de l'enfantement comme un devoir de la croyante, un « *thweb* », idée rapportée par son mari lors du prêche de la prière du vendredi. Assurément, la dimension religieuse ne semble plus être un élément majeur dans la prise de décision et le choix du lieu de l'accouchement.

La peur des douleurs de l'accouchement n'est toutefois pas l'unique cause du choix de la césarienne. Beaucoup de femmes cherchent en fait à « mettre fin au cauchemar administratif », qui était en quelque sorte intégré dans les « fatigues de l'enfantement ».

---

[190] Faut-il le rappeler, la césarienne effectuée dans une structure privée coûte environ 1700 DT (500 €).

En effet, souvent lorsque la parturiente arrive à l'hôpital, pensant être prise en charge, le staff médical les informe qu'elles ne sont pas encore prêtes à accoucher, et leur demande de revenir.

La perspective de refaire un long et coûteux trajet pour rentrer au village, doublée de l'absence de structures d'accueil dans ou à proximité de l'hôpital, les pousse ainsi à exiger un accouchement immédiat, fut-il au détriment d'une opération chirurgicale risquée.

Le *sotr*

Il semblerait que, malgré les risques encourus, l'accouchement à domicile soit une pratique ancrée dans les mœurs de certaines communautés rurales. Nous avons pu l'identifier dans quelques villages des gouvernorats de Gafsa et Sidi Bouzid, mais on peut supposer que d'autres régions rurales défavorisées sont également dans le même cas.

Cette pratique d'un autre âge, qui a de graves répercussions sur la mortalité infantile, est mue par des ressorts d'ordre économique, social, culturel, religieux. Il faut d'abord y voir le concept de *sotr*, ou intimité. Les femmes préfèrent ainsi accoucher dans un milieu qui leur est familier, entourées de leurs proches, et en particulier leurs mère, tantes, voisines.

C'est à peu près la même raison qui pousse aujourd'hui les seniors ruraux à préférer mourir chez eux, plutôt qu'à l'hôpital. De même que la mort institutionnalisée effraie encore les paysans tunisiens[191], il semblerait que la naissance à l'hôpital ait encore du mal à entrer dans les mœurs des campagnes.

---

[191] Bouhdiba Sofiane, *La mortalité urbaine en Tunisie,* Centre de Publication Universitaire, Tunis, 2012.

Il faut noter ici que ce désir d'accoucher dans l'intimité de son « chez soi » est une pratique que l'on retrouve encore chez certaines parturientes en Europe ou aux Etats Unis.

Le phénomène, qui pourrait être assimilé à une mode, y est désigné sous le terme de *cocooning*, pour désigner une attitude consistant à se trouver si bien chez soi que l'on ne veut pas sortir, même pour des actes d'importance, tels qu'accoucher[192].

Concrètement, dans les conditions actuelles, le *sotr* ne saurait être garanti que par l'intervention d'un personnage, central dans les communautés rurales : la *qabla* traditionnelle, sorte de sage-femme rebouteuse, à qui l'âge avancé et le savoir empirique localement reconnu, semblent conférer un certain prestige. Il faut noter toutefois que ces femmes, âgées et non remplacées, sont aujourd'hui en voie de disparition.

L'éloignement

Dans le gouvernorat de Gafsa, la distance moyenne vers un hôpital régional est de 36 km, et à Sidi Bouzid elle est de 44 km[193]. Les paysans, et notamment ceux qui habitent le centre et le sud du pays, vivent bien loin des hôpitaux régionaux.

---

[192] Notons que, au moment même où nous menions notre enquête à Sidi Bouzid, une gynécologue privée établie à Tunis, nous a informé du désir de l'une de ses patientes, de nationalité américaine, d'accoucher à domicile, quoique sous contrôle médical. Nous voulons simplement souligner ici que le phénomène du *sotr* n'est pas propre à une culture spécifique.

[193] Ministère de la santé, Direction des études et de la planification, *Carte sanitaire 2011*, Tunis, mai 2013, p. 58.

Il faut reconnaitre que beaucoup de villages, apparemment isolés, sont en réalité relativement proches des centres de soins de base de première ligne, les *moustawsef* (dispensaires). Les femmes peuvent donc y effectuer régulièrement les contrôles prénatals nécessaires.

Toutefois, les populations rurales sont éloignées des structures de soins équipées pour un accouchement, c'est-à-dire les hôpitaux. Si la décision est prise d'accoucher en milieu assisté, il faut donc nécessairement prendre la route.

Or, l'état de ces dernières varie grandement d'un village à l'autre : si certaines communautés sont desservies par une piste en assez bon état et débouche sur une route goudronnée, d'autres en revanche sont reliées par de longues pistes en très mauvais état, certaines n'étant plus entretenues depuis de nombreuses années.

Les cahots causés par les pistes peuvent occasionner de graves traumatismes chez une femme ayant entamé le travail, d'autant plus que les véhicules utilisés pour conduire les femmes à la maternité sont bien souvent anciens et en mauvais état, et en tous les cas non adaptés au transport d'une parturiente sur le point d'accoucher (pick-up de type Isuzu par exemple).

Les femmes s'apparentent d'ailleurs souvent à des moutons lorsqu'elles évoquent leur transfert à l'hôpital.

La piste menant au village de Bir Saad à Gafsa par exemple, est située à une quarantaine de kilomètres de la route goudronnée menant à l'hôpital régional d'El Guettar.

Cette route est apparemment en bon état, car peu fréquentée et hors du circuit des poids-lourds de la Compagnie des Phosphates de Gafsa (CPG), principale entreprise implantée dans la région[194].

---

[194] Du fait de leur taille et leur poids, les camions de la CPG sont connus dans la région de Gafsa pour défoncer les pistes rurales.

Il faut toutefois noter que même les routes qui semblent en bon état sont traversées par de nombreux lits d'oued, et deviennent systématiquement impraticables en cas de crue.

Il arrive souvent que, au gré des hésitations, des femmes se décident trop tard à se rendre à l'hôpital, et dans de tels cas elles accouchent en cours de route, dans des conditions dangereuses tant pour elles que pour leur progéniture.

Parfois aussi, le travail commence tard dans la nuit, et le temps de trouver un voisin disposant d'un véhicule, il est bien trop tard pour arriver à temps à l'hôpital. Dans de tels cas, on en arrive à se demander si un accouchement anticipé à domicile ne serait finalement pas moins risqué qu'un accouchement en milieu assisté décidé trop tardivement.

Par ailleurs, il semblerait que la stratégie de s'y prendre à l'avance, et d'aller loger à proximité de la maternité, afin d'être sur place au moment d'accoucher ne soit pas concrètement envisageable.

L'absence de proches vivant en milieu urbain, ainsi que les moyens limités[195], poussent les parturientes à se déplacer vers l'hôpital au tout dernier moment. Par ailleurs, le fatalisme et l'absence de culture de l'anticipation limitent les marges de manœuvre dans les foyers ruraux des régions que nous avons visitées.

Enfin, il faut noter que les routes rurales ne sont pas éclairées et ne sont pas bordées par des poteaux de protection, ce qui rend la conduite nocturne très périlleuse. De surcroît, certaines régions se trouvent à proximité des maquis tenus par les jihadistes, et de ce fait les personnes

---

195 Les parturientes ont du mal à collecter la somme nécessaire à l'accouchement, et les frais accessoires, tels que le logement, reste au-dessus de leurs moyens.

sollicitées de nuit pour conduire les femmes à l'hôpital, refusent souvent par peur d'être agressées.

C'est le cas notamment de la délégation de Ben Aoun, qui connait une certaine radicalisation, et où le taux d'accouchement à domicile avoisinerait[196] les 60%.

Du fait de l'éloignement, une parturiente doit donc sacrifier plusieurs journées pour se rendre à la maternité et y accoucher, ce qui représente autant de journées de travail perdues. Si elles se font accompagner par un adulte en âge de travailler, ce dernier devra également consentir à ce sacrifice économique.

Cette comptabilisation systématique des journées de travail est une préoccupation qui émerge souvent dans la problématique de l'accouchement à domicile. De nombreuses femmes multipares nous ont d'ailleurs avoué que, deux ou trois jours après la naissance, elles avaient déjà repris le travail aux champs, le nouveau-né étant confié à leur mère, ou parfois même simplement emmailloté dans leurs propres vêtements.

Signalons enfin que le réseau de téléphonie mobile ne fonctionne pas encore dans les villages éloignés, ce qui rend la communication et l'organisation des transferts vers les maternités aléatoire.

L'hôpital, un Léviathan ?

Les déterminants qui pourraient expliquer cette inattendue persistance de l'accouchement à domicile en milieu rural sont également de type push, puisqu'il semble exister un étonnant effet de répulsion de l'institution hospitalière. De fait, le problème majeur semble se situer au niveau du front office, autrement dit l'accueil.

[196] Notez l'emploi systématique du conditionnel.

Car c'est bien d'un mauvais accueil dont se plaignent les futures mères : files d'attente, orientation hasardeuse, absence de salle d'attente, manque d'intimité, peu d'empathie du personnel paramédical... sont autant d'éléments a priori peu importants, mais qui jouent en synergie pour dissuader les usagères.

On peut se demander si la surcharge des services de néonatologie n'est pas finalement liée au fait que le programme de médicalisation de l'accouchement est victime de son succès.

La pédiatre tunisienne Zahra Marrakchi écrit ainsi : «Les structures de niveau 1 et 2 orientent leurs grossesses à haut risque vers les maternités de niveau 3. Ces centres de niveau 3 concentrent la prise en charge des grossesses et des accouchements à haut risque périnatal mais la qualité des prestations assurées aux nouveau-nés ne remplit même pas les critères de niveau 2[197] ».

Concrètement, l'absence de convivialité, qui se manifeste par une attente déçue du sacro-saint « *assalamou aleykoum*[198] », ou le systématique « revenez demain », la froideur du personnel médical et paramédical, se révèlent être des problèmes majeurs soulevés par les parturientes mal accueillies.

L'expression « *maqbara linnissa al hawamel*[199] » est même ressortie dans certaines discussions pour désigner, d'une manière pour le moins bien sinistre, certains services de maternité.

Appellation non méritée d'ailleurs, car il suffit d'un décès maternel dans un service de maternité pour annuler

---

197 Marrakchi Zahra, in *Etat des lieux de la Santé maternelle et néonatale en Tunisie*, Ministère de la Santé publique, Tunis, 2017, p. 40

198 Bonjour en arabe. Nous avons été surpris de l'importance que peut revêtir ce mot chez les parturientes.

199 Cimetière des femmes enceintes

plusieurs années d'efforts de la part du personnel tant médical que paramédical.

Par ailleurs, les jeunes médecins affectés souvent malgré eux dans des services loin de la capitale sont considérés comme peu avenants et peu préoccupés par le confort de leurs patientes, tandis qu'une nostalgie des anciens médecins partis à la retraite a été constatée au cours des entretiens.

Il est vrai que le modèle des médecins aux pieds nus ne fait plus d'émules, dans un monde soumis aux préoccupations matérielles de carrière, d'honoraires, de prestige.

Cette attitude du médecin, qui se retrouve face à des corps, et non plus à des personnes est peu en rapport avec les préoccupations humanistes de la profession. Elle n'est toutefois pas spécifique à Gafsa et Sidi Bouzid, ni à la Tunisie d'ailleurs, puisqu'elle a été largement traitée en sciences sociales, dans de nombreuses sociétés dans le monde, et dans divers contextes[200]. Elle se traduit par exemple par la désignation des patientes sous des termes anonymes : « cas n°… ».

D'une manière générale, l'anonymat qui semble caractériser l'accouchement en milieu hospitalier tranche avec le mode de vie rural basé sur l'échange et le partage, et décourage les parturientes à quitter leur domicile, fut-il réduit à une pièce délabrée, pour se retrouver dans un milieu urbain où elles n'ont que peu de repères.

Par exemple, l'hôpital régional de Sidi Bouzid doit assurer, avec seulement trois gynécologues, les 7 000 naissances observées annuellement dans le gouvernorat[201].

---

[200] Voir par exemple Collins Harry, *Dissecting surgery : forms of life depersonalised,* in *Social studies of science*, volume 24, mai 1994, pp. 311-333.

[201] Contrairement aux autres gouvernorats, le secteur privé ne soulage pas le système de santé public à Sidi Bouzid. En effet, il n'y existe pas de clinique,

Par ailleurs, le manque récurrent de matériel oblige parfois les infirmières à placer deux parturientes dans un même lit, pratique d'urgence non recommandée par l'Organisation Mondiale de la Santé (OMS).

Le rapport thérapeute/patiente en vient même à se superposer avec celui de savant/analphabète. Le médecin omniscient, mis au contact d'une multipare qui songe déjà au 7ème ou 8ème enfant, ne peut qu'engendrer des réactions de condescendance, voire d'hostilité de la part du thérapeute, envers ce qu'il considère comme une pratique rétrograde.

Le triangle hippocratique décrit par l'historienne française Danielle Gourevitch est ainsi rompu[202], et ces rapports ont peu à peu favorisé le développement d'une situation où la toute-puissance de l'hôpital dispense désormais les nouvelles générations de médecins d'assumer leur mission pédagogique. Il devient alors facile de critiquer la femme rurale, coupable de son ignorance, de sa pauvreté, de sa multiparité.

---

quoiqu'une partie de ces naissances ait lieu d'une manière plus ou moins clandestine dans les quelque six cabinets privés de gynécologie de la ville.

[202] Gourevitch Danielle, *Le triangle hippocratique dans le monde gréco-romain : le malade, sa maladie et son médecin*, École française, Rome, 1984

CONCLUSION

Les sciences de l'homme négligent toujours la mort[203] », se plaisait à écrire Edgar Morin. Sans avoir la prétention de contredire le philosophe français, nous espérons avoir contribué un tant soit peu, à travers cet ouvrage, à combler quelque peu ce vide.

Les diverses réflexions qui ont fait la matière de cet ouvrage auront au moins donné la mesure de l'extrême complexité de la mortalité infantile, du fait notamment du grand nombre et de la diversité des déterminants en jeu.

C'est ainsi qu'une première réflexion critique a permis de souligner la difficulté d'appréhender la mort des enfants, à trois niveaux : au niveau de sa définition d'abord, de sa mesure ensuite, et enfin au niveau de la compréhension de ses ressorts.

Nous avons également pu nous rendre compte, à travers l'examen de plusieurs séries de chiffres statistiques recueillis auprès de diverses sources, telles que les recensements, l'état-civil ou les enquêtes, du spectaculaire recul enregistré par ce fléau en Tunisie, recul qui s'est traduit par le déclin régulier des divers indicateurs démographiques tels que le taux de mortalité infantile ou les quotients de mortalité infantile aux diverses périodes de vie du nourrisson.

Nous avons pu aussi constater l'existence d'une mortalité infantile différentielle, puisqu'on a observé que la mort ne frappe pas de la même manière et avec la même intensité les petites filles et les petits garçons, dans les villes et dans les campagnes, dans les régions côtières et dans le sud saharien,…

Enfin, nous avons eu l'occasion de voir quelles étaient les grandes causes de décès infantiles en Tunisie, et nous avons présenté un bref aperçu de la politique menée

---

[203] Morin Edgar, *L'Homme et la Mort*, Points, Paris, 1976, p.17

depuis l'indépendance par les autorités gouvernementales pour lutter contre ce fléau.

Ce travail de recherche nous a surtout permis de confirmer l'hypothèse selon laquelle la mortalité infantile en Tunisie a effectivement suivi le modèle de la transition épidémiologique. Ce qui ne rend guère les choses plus faciles, car si de grandes avancées ont été faites, en revanche il devient de plus en plus difficile de réduire la mortalité néonatale précoce, qui enlève les nouveau-nés dès les premiers instants de vie.

Ce livre n'a guère la prétention d'apporter des réponses, mais au contraire de soulever toute une série de questionnements qui susciteront – c'est là notre modeste ambition – un débat constructif auprès du lecteur.

Quoiqu'il en soit, la lutte contre la mortalité infantile en Tunisie doit impérativement s'inscrire dans une perspective globale, et les actions sanitaires ne sauraient se concevoir isolément, indépendamment des actions sociales, éducatives et culturelles.

BIBLIOGRAPHIE

La présente bibliographie ne prétend point être exhaustive.
Elle ne contient que les ouvrages, articles ou archives directement utilisés lors de la rédaction de ce volume,
rangés dans l'ordre alphabétique du nom de leur auteur

- Abdelmalek R., Kacem S., Berriche A., Ammari L., Aissa S., Ghoubantini A, Kilani B., Kanoun F., Tiouiri Benaissa H., *L'infection à VIH chez l'enfant : expérience du service des maladies Infectieuses la Rabta*, Tunis, 2015 ;
- Archassal Pierre-Valéry, *L'abécédaire de la généalogie*, Flammarion, Paris, 2000 ;
- Ariès Philippe, *Attitudes devant la vie et devant la mort du XVIIème au XIXème siècle*, in *Population* n° 3, Paris, 1949, pp. 463-470 ;
- Barbieri Magali, *Mortalité infantile*, in *Dictionnaire de démographie et des sciences de la population*, Armand Colin, Paris, 2011 ;
- Ben Haj Abdelaziz, *La mortalité en Tunisie,* thèse de Doctorat de 3ème cycle en Démographie, Université de Paris I, Paris, 1990 ;
- Ben Hamida Nouaili E, Chaouachi S., Ayadi I., Ben Said B., Zouari B., Marrakchi Z., *Risk factors for perinatal mortality in a Tunisian population.* in *International Journal of Gynecology and Obstetrics*, volume 111, 2010 ;
- Bergsma E., Jongejan P., Schaapveled K., *Sustainable development and health*, La Haye, 1992 ;
- Bouchut Eugène, *Des méthodes de classification en nosologie,* Thèse pour le concours de l'agrégation en médecine, Paris, 1853 ;

- Bouhdiba Abdelwahab, *Criminalité et changements sociaux en Tunisie*, CERES, Tunis, 1965 ;
- Bouhdiba Abdelwahab, *Quêtes sociologiques*, Cérès, Tunis, 1996 ;
- Bouhdiba Sofiane, *Covid 19. Le retour de la peste*, L'Harmattan, Paris, 2020 ;
- Bouhdiba Sofiane, *Demos. Manuel de démographie*, Université de Tunis, Tunis, 2020 ;
- Bouhdiba Sofiane, *Enquête qualitative pour cerner les causes des accouchements à domicile et pour connaître le parcours de soins des parturientes à Sidi Bouzid et à Gafsa*, Médecins du Monde, Tunis, Octobre 2016 ;
- Bouhdiba Sofiane, *Jeunes de Tunisie*, L'Harmattan, Paris, 2019 ;
- Bouhdiba Sofiane, *La mortalité infantile en Tunisie : réalités et perspectives*, Mémoire de DEA de démographie, Faculté des Sciences Humaines et Sociale de Tunis, 1998 ;
- Bouhdiba Sofiane, *La mortalité urbaine en Tunisie,* Centre de Publication Universitaire, Tunis, 2012 ;
- Bouhdiba Sofiane, *Le sida en Tunisie. Un mal méconnu*, L'Harmattan, Paris, 2023 ;
- Bouhdiba Sofiane, *Médecin du bled. Sur les pas du médecin de colonie dans le Protectorat tunisien (1881-1956),* L'Harmattan, Paris, 2013 ;
- Bouhdiba Sofiane, *Six millions de femmes. Femme et population en Tunisie*, L'Harmattan, Paris, 2018 ;
- Bouhdiba Sofiane, *Vieillir en Tunisie*, L'Harmattan, Paris, 2017 ;
- Bourdelais Patrice, *Les épidémies terrassées*, La Martinière, Paris, 2003 ;

- Bourgeois-Pichat Jean, *Essai sur la mortalité biologique de l'homme*, in *Population* volume 7, n°3, Paris, 1952, pp. 381-394 ;
- Brizeux Auguste, *Le convoi de Louise*, in *La mort et ses poètes*, Le cherche midi éditeur, Paris, 1832 ;
- Daric Jean, *Mortalité, profession et situation sociale,* in *Population* n°4, Institut National d'Etudes Démographique, Paris, 1949, pp. 671-694 ;
- De Renaud Pélissier, *Description de la Régence de Tunis*, Imprimerie impériale, Paris, 1853 ;
- Dellagi Tej Rafla, *Réduire la mortalité maternelle en Tunisie. Actes de l'atelier du 12 mars 2014*, Tunis, 2014 ;
- Diderot et D'Alembert, *Encyclopédie*, Paris, 1751 ;
- Dupâquier Jacques et Michel, *Histoire de la démographie*, Perrin, Paris, 1985 ;
- Feirouz A., Sdiri Y., Cherifi E., Chourou H., Cheour M., Bel Haj Ammar W., Achour R., Kacem S., *Déterminants de la mortalité néonatale précoce dans une maternité de type 3 : à propos de 150 cas*, in *Périnatalité*, 13, Lavoisier, France, 2021, pp. 26-36 ;
- Frank Louis, *Notes historiques : données médicales sur Tunis vers l'an 1806,* in *Revue maghrébine d'endocrinologie-diabète et de reproduction* n°4, volume 3, Tunis, 1997, pp. 129-143
- Ganiage Jean, *Histoire contemporaine du Maghreb de 1830 à nos jours*, Fayard, Paris, 1994 ;
- Georges Pierre, *Population et peuplement*, Presses Universitaires de France, Paris, 1969 ;

- Gomma François, *L'assistance médicale en Tunisie. Essai sur l'histoire de la médecine et de l'hygiène publiques dans la Régence*, Thèse pour le doctorat en médecine, Imprimerie Y. Cador, Bordeaux, 1904 ;
- Gourevitch Danielle, *Le triangle hippocratique dans le monde gréco-romain : le malade, sa maladie et son médecin*, École française, Rome, 1984
- Guégan Jean-François, *Un an sur les bords de la Medjerdah. Notes et souvenirs*, in *Archives de l'Hôpital du Val de Grâce*, Paris, boîte 131 (Tunisie) ;
- Hajjem Said, *Le certificat médical de la cause de décès*, Ministère de la Santé Publique, Tunis, 1998 ;
- Hamza Béchir, Ben Aicha Naima, Gueddana Nébiha *Un enfant, deux Tunisie*, Ministère de la Santé publique, Tunis, 1989 ;
- Institut National de la Statistique, *Enquête par grappes à indicateurs multiples (MICS)*, INS, Tunis, Février 2019 ;
- Institut National des Statistiques, *Note de synthèse sur l'exhaustivité de l'enregistrement des décès en Tunisie, 2002-2017*, INS, Tunis, 2021 ;
- Institut National des Statistiques, *Note de synthèse sur l'exhaustivité de l'enregistrement des naissances en Tunisie, 2000-2018*, INS, Tunis, 2021 ;
- Jankelevitch Vladimir, *La mort*, Flammarion, Paris, 1977 ;
- Kamil Abdelaziz, *Au service des droits de l'homme,* in *L'individu et la société en Islam,* volume II, *Les différents aspects de la culture islamique*, Paris, 1994 ;

- Khrouf Fatma, Néonatologie, in *Santé et médecine en Tunisie*, Médicalis, Tunis, 2003 ;
- Lacoste-Dujardin Camille, *Femmes en Islam*, in *L'état des religions dans le monde*, Le Cerf, Paris, 1987 ;
- Laplace Pierre-Simon, *Essai philosophique des probabilités*, Paris, 1814 ;
- *Le petit Larousse illustré*, Larousse, Paris, 1912 ;
- Leridon Henry et Toulemon Laurent, *Démographie, approche statistique et dynamique des populations*, Economica, Paris, 1997 ;
- Loir Adrien, *La France en Tunisie*, Carré et Naud, paris, 1897 ;
- Longuenesse Elisabeth, *Santé, médecine et société dans le monde arabe*, L'Harmattan, Paris, 1995 ;
- Marrakchi Zahra, in *Etat des lieux de la Santé maternelle et néonatale en Tunisie*, Ministère de la Santé publique, Tunis, 2017 ;
- Morin Edgar, *L'Homme et la Mort*, Points, Paris, 1976 ;
- Morley David, *Pediatric priorities in the developing world,* Butterworths, Londres, 1973 ;
- Nysten Oierre-Hubert, *Dictionnaire de médecine et des sciences accessoires à la médecine*, Brosson, Paris, 1874 ;
- Omran Abderrahmen, *The epidemiologic transition : a theory of the epidemiology of population change,* in *The Milbank memorial fund quarterly,* n°49/4, 1979, pp. 509-538 ;
- Organisation des Nations Unies, *Annuaire démographique 2002*, ONU, New York, 2005 ;
- Organisation des Nations Unies, *Mortalité fœtale, mortalité des enfants du premier âge et*

mortalité des jeunes enfants, volume I, ONU, Etats-Unis, 1954 ;

- Organisation Mondiale de la Santé, *CIM-11. Guide pour la mise en œuvre ou la transition*, OMS, Genève, 2019 ;
- Organisation Mondiale de la Santé, *Classification Internationale des Maladies*, OMS Genève, 1975 ;
- Pelletier Renée et Gaudio Attilio, *Femmes d'Islam ou le sexe interdit*, Denoël, Paris, 1983 ;
- Picheral Henri, *Géographie de la transition épidémiologique*, in *Annales de géographie* n°546, Armand Collin, Paris, 1989 ;
- Pressat Roland, *L'analyse démographique*, INED, Paris, 1961 ;
- République tunisienne, *Constitution tunisienne*, Journal Officiel de la République Tunisienne, Tunis, 2014 ;
- République tunisienne, *Décision n°1048 du ministre de la Santé Publique*, 1er août 1991 ;
- République Tunisienne, Ministère de la Santé, Direction des études et de la planification, *Carte sanitaire 2020-2021*, Ministère de la Santé, Tunis, 2022 ;
- République tunisienne, Ministère de la Santé, Direction des Soins de Santé de Base, *Stratégie de dépistage de l'infection à VIH. Plan Opérationnel 2022-2023*, DSSB, Tunis, Novembre 2021
- République tunisienne, Ministère de la Santé, Direction des Soins de Santé de Base, *Prévention de la transmission mère-enfant du VIH. Manuel du formateur*, DSSB, Tunis, 2009 ;
- République Tunisienne, Ministère de la Santé, Institut National de la Santé, *Statistiques*

nationales sur les causes de décès en Tunisie, 2020, INSP, Tunis, avril 2021 ;

- République Tunisienne, Ministère de la Santé, *Stratégie nationale de la santé maternelle et néonatale 2020-2024*, FNUAP, Tunis, Septembre 2019 ;
- Robine Jean-Marie, *L'évolution de la distribution des durées de vie individuelles*, in *Actes du colloque « Vivre plus longtemps, avoir moins d'enfants : quelles implications ?*, Presses Universitaires de France, Paris, 2002 ;
- Ruffié Jacques et Sournia Jean-Charles, *Les épidémies dans l'histoire de l'Homme*, Flammarion, Paris, 1995 ;
- Sauvy Alfred, *Coût et valeur de la vie humaine*, Hermann, Paris, 1977 ;
- Alfred Sauvy, *Eléments de démographie*, Presses Universitaires de France, Paris, 1976 ;
- Seelig Ernest, *Traité de criminologie*, Presses Universitaires de France, Paris, 1956 ;
- Seklani Mahmoud *La mortalité et le coût de la santé publique en Tunisie*, Université de Paris, France, 1966 ;
- Seklani Mahmoud, *Traité d'analyse démographique approfondi,* tome I, Centre de Publication Universitaire, Tunis 1999 ;
- Shapiro David, *Comparison of prematurity and perinatal mortality in a general population*, Etats-Unis, 1958 ;
- Strassman Paul, *Das Leben von der Geburt*, Leipzig, 1903 ;
- Tabutin Dominique, *La surmortalité féminine en Afrique du nord*, in *Population* n° 4, Institut National d'Etudes Démographiques, Paris,1991 ;

- Théré Christine et Rohrbasser Jean-Marc, *Représentations de la mort dans l'Encyclopédie*, Institut National d'Etudes Démographiques, Paris, 2001 ;
- Vallin Jacques et Lopez Alan, *La lutte contre la mort*, Presses Universitaires de France, Paris, 1985 ;
- Vallin Jacques, D'Souza Stan, Palloni Alberto, *Mesure et analyse de la mortalité*, Presses Universitaires de France, Paris, 1988 ;
- Villermé Louis-René, *De la mortalité dans les divers quartiers de la ville de Paris, et des causes qui la rendent très différente dans plusieurs d'entre eux, ainsi que dans les divers quartiers de beaucoup de grandes villes,* Mémoire de l'Académie de médecine, Paris, 1828 ;
- Villermé Louis-René, *Mémoire sur la mortalité dans la classe aisée et dans la classe indigente*, in *Annales d'hygiène publique et de médecine légale*, Paris, 1830, pp. 294-341 ;
- Vilquin Eric, *La naissance de la démographie* », in *Population et famille* n° 39(3), Paris, 1976 ;
- Von Maltzan Heinrich, *Coup d'œil sur la régence de Tunis et de Tripoli*, Leipzig, 1870 ;
- Vovelle Michel, *La mort et l'occident*, Gallimard, Paris, 1983 ;
- Zitouna Mohamed Moncef, *L'hôpital la Rabta. Un siècle d'histoire*, Simpact, Tunis, 1997.

ANNEXES

Annexe 1 : Pyramide des âges, Tunisie, 2023

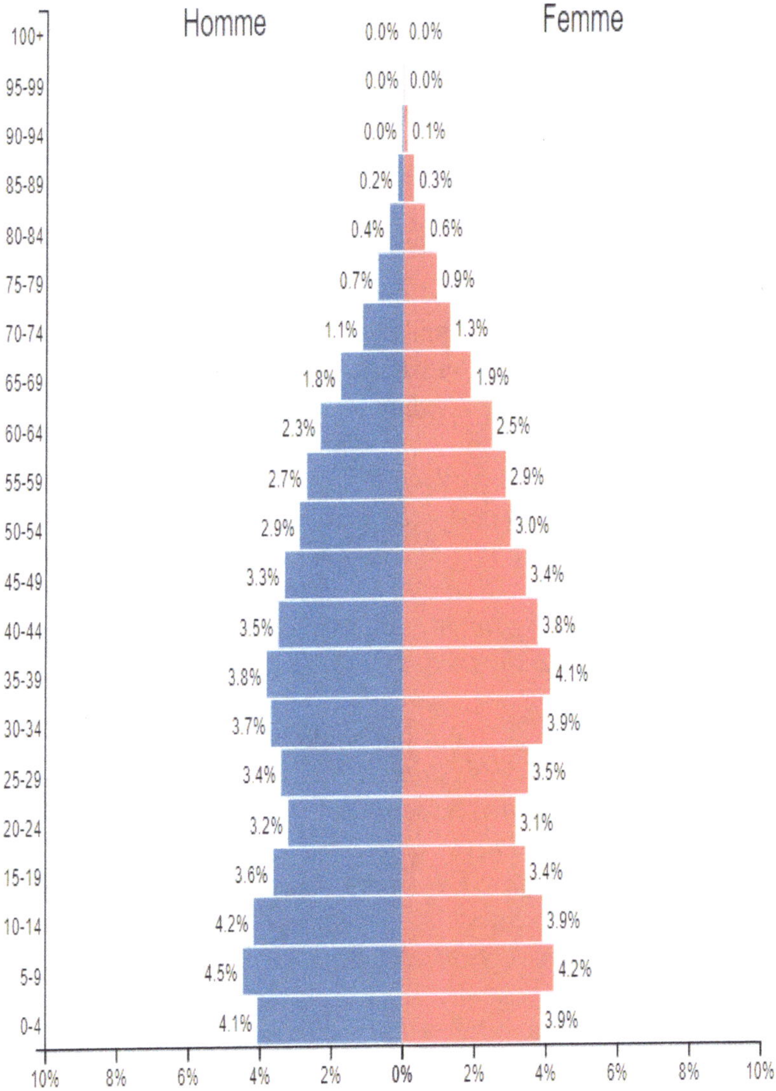

(Source : Institut National des Statistiques, 2024)

Annexe 2 : Extraits de textes juridiques réglementant le certificat de décès

Loi n° 75-33 du 14 mai 1975 portant promulgation de la loi organique des communes

Article n° 76 : « *Le président de la commune ne doit délivrer le permis d'inhumer que sous la production d'un certificat de décès délivré par un médecin* ».

Décret n° 97-1326 du 7 juillet 1997 relatif aux modalités de préparation des tombes et fixant les règles d'inhumation et d'exhumation de dépouilles mortelles

Article n° 7: « *L'inhumation ne pourra avoir lieu qu'après l'obtention d'une autorisation délivrée par le président de la collectivité locale concernée et la présentation d'un certificat médical attestant l'heure et la date du décès. En cas de décès résultant de violence, d'un accident ou d'autres circonstances douteuses, l'inhumation ne peut être autorisée que conformément aux dispositions de l'article n° 48 de la loi relative à l'état civil* ».

Article n° 8 : « *L'inhumation des cadavres des personnes décédées suite à une maladie contagieuse, épidémique ou infectieuse ne peut se faire qu'en présence des services sanitaires compétents* ».

Article n° 12 : « *En dehors du cas de deux communes voisines, le transfert des cadavres ne peut avoir lieu qu'après une autorisation :*

1 / du gouverneur, si le transfert du cadavre d'une commune à une autre se fait à l'intérieur du périmètre du même gouvernorat ;

2 / du gouverneur de la région du lieu de la sortie du cadavre, si son transfert se fait d'une région à une autre.

L'autorisation sera délivrée au vu des pièces suivantes :

- *Un extrait de l'acte de décès du défunt,*
- *Un certificat médical indiquant que la maladie qui a causé le décès n'est pas contagieuse...dans le cas du décès causé par une maladie contagieuse ou infectieuse, le transfert du cadavre au cimetière se fait directement de l'hôpital ou du lieu du décès ».*

Loi n° 57-3 du 1er août 1957 réglementant l'état civil

Article n° 48 : « *Lorsqu'il y aura des signes ou indices de mort violente ou d'autres circonstances qui donneront lieu de le soupçonner, on ne pourra faire l'inhumation qu'après qu'un officier de police, assisté d'un docteur en médecine, aura dressé un procès-verbal de l'état du cadavre et des circonstances y relatives, ainsi que des renseignements qu'il aura pu recueillir sur les prénom, nom ,âge, profession, lieu de naissance et domicile de la personne décédée* ».

Loi n° 71-92 du 27 juillet 1992 relative aux maladies transmissibles

Article n° 8 : « *Les causes de tout décès dû à l'une des maladies prévues à l'article 3 ci-dessus doivent être déclarées à l'autorité sanitaire dans les conditions prévues à l'article 7 de la présente loi* ».

Article n° 17 : « *Est punie d'une amende de cent à cinq cent Dinars la non déclaration par le médecin ou le biologiste d'une maladie transmissible à l'autorité sanitaire* ».

Code de déontologie médicale

Article n° 28 : « *La délivrance d'un rapport tendancieux ou d'un certificat de complaisance constitue une faute grave* »

Code pénal modifié par la loi n° 98-33 du 23 mai 1998

Article n° 197 : « *Est punie d'un an d'emprisonnement et de mille Dinars d'amende, toute personne exerçant une profession médicale ou paramédicale qui aura délivré, par complaisance, un certificat faisant état de faits inexacts relatifs à la santé d'une personne, ou qui aura dissimulé ou certifié faussement l'existence d'une maladie ou infirmité ou d'un état de grossesse non réelle, ou fourni des indications mensongères sur l'origine d'une maladie ou d'une infirmité ou sur la cause de décès.*

La peine est portée à cinq ans d'emprisonnement et à cinq mille Dinars d'amende lorsque, dans l'exercice de sa profession médicale ou paramédicale, la personne aura sollicité ou agréé, soit pour elle-même soit pour autrui, directement ou indirectement, des offres ou promesses ou dons ou présents ou rémunérations en contrepartie de l'établissement d'un certificat faisant état de faits matériellement inexacts ».

Article n° 200 : « *Le juge peut faire application de tout ou en partie des peines accessoires édictées par l'article n° 5* ».

Annexe 3 : Décision n° 1048 du ministère de la Santé en date du 1er aout 1991

DEFINITION DE LA MORT ADOPTEE PAR LA COMMISSION MINISTERIELLE EN DATE DU 1er AOUT 1991

REPUBLIQUE TUNISIENNE
MINISTERE DE LA SANTE PUBLIQUE

N° 1048

Tunis, le 1er août 1991

DECISION

Le Ministre de la santé Publique,

Vu la loi n° 91-22 du 25 mars 1991 relative au prélèvement et à la greffe d'organes humains et notamment son article 15 ;

Vu le rapport en date du 30 juillet 1991 établi par la commission médicale chargée de définir les critères diagnostiques de la mort d'une façon générale et plus particulièrement en vue d'un prélèvement d'organes dans un but de transplantation ;

DECIDE

Article premier : Les méthodes et les signes devant être retenus et indiquant la survenance de la mort d'une manière irréversible et notamment l'arrêt des fonctions cérébrales obéissent aux principes et critères suivants :

I - Définition de la mort :

La commission susvisée a adopté une définition de la mort se basant exclusivement sur les données de la science médicale. Dans ce cadre, on peut définir la mort comme étant l'arrêt irréversible des fonctions vitales spontanées, c'est à dire l'arrêt des fonctions respiratoires, cardiaques et cérébrales.

Il est rappelé que seul un docteur en médecine est habilité à constater la survenu de la mort. Toutefois, celle-ci ne peut être déclarée qu'après avoir utilisé tous les moyens thérapeutiques appropriés disponibles.

A ce stade, le médecin peut décider de la suspension des manœuvres de réanimation ou de leur maintien en vue d'un prélèvement éventuel d'organes.

II – Les critères de la mort :

A - Coma profond et d'étiologie clairement établie :

1- Les critères cliniques :

a. Exclusion des comas toxiques, endocriniens et hypothermiques (35 °c) ;

b. Pupilles fixes ne réagissant pas à la lumière ;

c. Absence des réflexes cornéens ;

d. Absence des réflexes oculo-céphaliques (absence des mouvements des globes oculaires lors de la rotation passive rapide de la tête) ou des réflexes oculo-vestibulaires (l'irrigation du conduit auditif externe à l'aide de 200 ml d'eau glacée ne produit pas de nystagmus vers le côté stimulé) ;

e. Absence à toute réaction à la stimulation douloureuse trijumeau (pression exercée avec force à l'émergence de la deuxième branche, sous le rebord orbitaire inférieur) ;

f. Absence des réflexes de toux et de déglutition ;

g. Arrêt respiratoire (la période de déconnexion du respirateur doit être suffisante pour que la pCO_2 artérielle dépasse 60 mm Hg) ;

h. Absence de bradycardie à la compression des globes oculaires ;

i. Absence d'accélération cardiaque à l'injection intraveineuse de 2 mg suffisante de sulfate d'atropine ;

j. La persistance de réflexes et de réactions de retrait d'origine purement médullaires aux quatre membres à la stimulation douloureuse est compatible avec le diagnostic de mort cérébrale.

Examens complémentaires :

Lorsque l'analyse de critères cliniques laisse persister un doute et dans le cas d'un prélèvement d'organes en vue de transplantation on doit exiger systématiquement un tracé électroencéphalographique linéaire ou plat (ou nul ou isoélectrique) qui doit être conservé dans le dossier médical du défunt.

B – En cas de lésion cérébrale secondaire : (à une anoxie ou un trouble métabolique grave par exemple)

Ces signes doivent avoir été présents pendant au moins 6 heures. L'électroencéphalogramme, obligatoirement effectué 2 fois à 6 h d'intervalle au moins, doit rester à plat c'est à dire sans activité électrique.

C – Les critères de la mort chez l'enfant (jusqu'à 5 ans) :

Les critères de mort cérébrale décrits ci-dessus, bien qu'ils aient été validés principalement chez l'adulte, sont aussi, selon les données étudiées par la commission et citées plus haut, applicables aux enfants. Il faut cependant savoir que les causes des lésions cérébrales et les mécanismes du coma chez l'enfant, et en particulier chez le nouveau-né, sont souvent différents de l'adulte et que le cerveau de l'enfant a une capacité de récupération fonctionnelle plus grande que celle de l'adulte.

Pour ces raisons, chez l'enfant, il faut que les signes neurologiques de mort cérébrale aient été présents pendant au moins 24 heures.

Article deux : L'ensemble du corps médical, les directeurs des établissements de soin et d'hospitalisation, les inspecteurs de la santé publique, les directeurs centraux et régionaux du ministère de la santé publique sont chargés, chacun en ce qui le concerne, de l'exécution de la présente décision.

Le Ministre de la Santé Publique

Dali Jazi

(Source : Ministère de la Santé)

Structures éditoriales du groupe L'Harmattan

L'Harmattan Italie
Via degli Artisti, 15
10124 Torino
harmattan.italia@gmail.com

L'Harmattan Hongrie
Kossuth l. u. 14-16.
1053 Budapest
harmattan@harmattan.hu

L'Harmattan Sénégal
10 VDN en face Mermoz
BP 45034 Dakar-Fann
senharmattan@gmail.com

L'Harmattan Cameroun
TSINGA/FECAFOOT
BP 11486 Yaoundé
inkoukam@gmail.com

L'Harmattan Burkina Faso
Achille Somé – tengnule@hotmail.fr

L'Harmattan Guinée
Almamya, rue KA 028 OKB Agency
BP 3470 Conakry
harmattanguinee@yahoo.fr

L'Harmattan RDC
185, avenue Nyangwe
Commune de Lingwala – Kinshasa
matangilamusadila@yahoo.fr

L'Harmattan Congo
219, avenue Nelson Mandela
BP 2874 Brazzaville
harmattan.congo@yahoo.fr

L'Harmattan Mali
ACI 2000 - Immeuble Mgr Jean Marie Cisse
Bureau 10
BP 145 Bamako-Mali
mali@harmattan.fr

L'Harmattan Togo
Djidjole – Lomé
Maison Amela
face EPP BATOME
ddamela@aol.com

L'Harmattan Côte d'Ivoire
Résidence Karl – Cité des Arts
Abidjan-Cocody
03 BP 1588 Abidjan
espace_harmattan.ci@hotmail.fr

Nos librairies en France

Librairie internationale
16, rue des Écoles
75005 Paris
librairie.internationale@harmattan.fr
01 40 46 79 11
www.librairieharmattan.com

Librairie des savoirs
21, rue des Écoles
75005 Paris
librairie.sh@harmattan.fr
01 46 34 13 71
www.librairieharmattansh.com

Librairie Le Lucernaire
53, rue Notre-Dame-des-Champs
75006 Paris
librairie@lucernaire.fr
01 42 22 67 13

www.ingramcontent.com/pod-product-compliance
Lightning Source LLC
LaVergne TN
LVHW010944061026
849535LV00007B/2560